U0384883

# 妇产科临床诊疗与护理

马 静 尹卫青 李萌萌 主 编

黑龙江科学技术出版社

图书在版编目（CIP）数据

妇产科临床诊疗与护理 / 马静, 尹卫青, 李萌萌主
编. -- 哈尔滨 : 黑龙江科学技术出版社, 2022.4（2023.1 重印）
ISBN 978-7-5719-1312-0

Ⅰ. ①妇… Ⅱ. ①马… ②尹… ③李… Ⅲ. ①妇产科
病—诊疗②妇产科学—护理学 Ⅳ. ①R71②R473.71

中国版本图书馆CIP数据核字(2022)第039885号

妇产科临床诊疗与护理

FUCHANKE LINCHUANG ZHENLIAO YU HULI

| 作　　者 | 马　静　尹卫青　李萌萌 |
| 责任编辑 | 陈元长 |
| 封面设计 | 徐逍逍 |
| 出　　版 | 黑龙江科学技术出版社 |
| 地　　址 | 哈尔滨市南岗区公安街70-2号 邮编：150001 |
| 电　　话 | （0451）53642106 传真：（0451）53642143 |
| 网　　址 | www.lkcbs.cn www.lkpub.cn |
| 发　　行 | 全国新华书店 |
| 印　　刷 | 三河市元兴印务有限公司 |
| 开　　本 | 710 mm × 1000 mm　　1/16 |
| 印　　张 | 9.25 |
| 字　　数 | 160 千字 |
| 版　　次 | 2022 年 4 月第 1 版 |
| 印　　次 | 2023 年 1 月第 2 次印刷 |
| 书　　号 | ISBN 978-7-5719-1312-0 |
| 定　　价 | 60.00 元 |

# 编委会

# 前言

妇产科是临床医学中重要的组成部分，属于临床医学中的一门涉及面较广且整体性较强的学科。在女性漫长的一生里，尤其是发育成熟后，其婚配、生育等特殊的人生事件，使女性生殖生理和生殖内分泌功能均有可能发生异常，同时也会因社会发展及外界环境变化的影响而发生女性感染性病变、生殖器官肿瘤、生殖内分泌疾病等，及时地诊断和正确地治疗这些疾病，对其预后有着重要的意义。因此，为了提高妇产科疾病的诊疗水平，更好地保障我国妇女人群的健康，作者在参阅了国内大量文献资料的基础上，根据多年的临床经验，写作此书。

本书主要包括以下内容：女性生殖系统炎症、妇科内分泌疾病、妊娠合并症与并发症、常用助产技术。在本书写作过程中，各位作者在繁忙的医疗、教学和科研工作之余参与撰写，翻阅了大量国内外最新著作、医学研究数据和相关文献，结合了各自在临床工作和科研工作中积累的大量宝贵经验和技术，最终共同完成了本书写作，将最宝贵的成果无私奉献了出来。在此对所有作者表示致敬和致谢。

由于写作时间仓促和作者水平限制，书中如有不妥之处，敬请广大读者批评指正，以便使本书不断完善。

# 目 录

# 第一章　女性生殖系统炎症

## 第一节　外阴及阴道炎症

外阴及阴道炎症是妇科最常见的疾病。外阴及阴道炎症可单独存在，也可同时存在。

### 一、概述

#### （一）阴道自净作用

生理情况下，雌激素使阴道上皮增生变厚并富含糖原，增加对病原体的抵抗力，糖原在阴道乳杆菌的作用下分解为乳酸，维持阴道正常的酸性环境（pH≤4.5，多在3.8～4.4），使适应弱碱性环境中的病原体受到抑制，称为阴道自净作用。

1. 阴道正常菌群

正常阴道内有病原体寄居形成阴道正常菌群，正常阴道中以产生过氧化氢（$H_2O_2$）的乳杆菌占优势。一方面，乳杆菌分解糖原，使阴道处于酸性环境；另一方面，产生的$H_2O_2$及其他抗微生物因子可抑制或杀灭其他细菌包括厌氧菌，在维持阴道正常菌群中起关键作用。

2. 阴道生态系统及影响阴道生态平衡的因素

虽然正常情况下，阴道内有多种细菌存在，但阴道与这些菌群之间形成生态平衡，故并不致病，阴道环境影响菌群，菌群也影响阴道环境。阴道生态平衡一旦被打破或有外源病原体侵入，即可导致炎症发生。体内雌激素水平、频繁性交、阴道灌洗等均可改变阴道pH，进而影响阴道生态平衡。雌激素水平低，阴道上皮糖原含量下降，阴道pH升高；性交后阴道pH可上升至7.2并维持6~8小时；阴道灌洗，尤其是用中性或碱性灌洗液灌洗，可中和阴道分泌物，使阴道pH上升，不利于乳杆菌生长。阴道菌群的变化也可影响阴道生态平衡，如长期应用抗生素抑制乳杆菌生长，从而使致病菌成为优势菌。其他因素如阴道异物也可改变阴道生态平衡，引起炎症。

## （二）阴道分泌物

正常妇女有一定量的阴道分泌物，分泌物清亮，透明或乳白色，无味，不引起外阴刺激症状，除外阴阴道炎外，宫颈炎症、盆腔炎症等疾病也可导致阴道分泌物增多。因此，阴道分泌物异常者应做全面的妇科检查。

外阴及阴道炎症的共同特点是阴道分泌物增加及外阴瘙痒，但因病原体不同，分泌物特点、性质及瘙痒轻重也不同。在进行妇科检查时，应注意阴道分泌物的颜色、气味及pH。应取阴道上、中1/3侧壁分泌物做pH测定及病原体检查。

## 二、非特异性外阴炎

### （一）病因

外阴与尿道、肛门位置接近，经常受到经血、阴道分泌物、尿液、粪便的刺激，若不注意皮肤清洁，易引起外阴炎；糖尿病患者糖尿的刺激、粪瘘患者粪便的刺激，以及尿瘘患者尿液的长期浸渍等也可引起外阴炎；此外，穿紧身化纤内裤导致局部通透性差、局部潮湿，以及经期使用卫生巾的刺激，亦可引起非特异性外阴炎（nonspecific vulvitis）。

### （二）临床表现

外阴皮肤瘙痒、疼痛、有烧灼感，于活动、性交、排尿及排便时加重。

检查见局部充血、肿胀、糜烂，常有抓痕，严重者形成溃疡或湿疹。慢性炎症可使皮肤增厚、粗糙、皲裂，甚至产生苔藓样变。

## （三）治疗

**1. 病因治疗**

积极寻找病因，去除可能的发病因素，若发现糖尿病应及时治疗，若有尿瘘或粪瘘应及时行修补术。

**2. 局部治疗**

可用0.1%聚维酮碘或1∶5 000高锰酸钾液坐浴，每日2次，每次15～30分钟。坐浴后擦涂抗生素软膏等。此外，可选用中药水煎熏洗外阴部，每日1～2次。急性期还可选用微波或红外线局部物理治疗。

## 三、前庭大腺炎

病原体侵入前庭大腺引起炎症，称前庭大腺炎（bartholinitis）。因前庭大腺解剖部位的特点，其位于两侧大阴唇后1/3深部，腺管开口于处女膜与小阴唇之间，在性交、分娩等其他情况污染外阴部时，易发生炎症。此病育龄妇女多见，幼女及绝经后妇女少见。

### （一）病原体

主要病原体为葡萄球菌、大肠埃希菌、链球菌、肠球菌。随着性传播感染发病率的增加，淋病奈瑟球菌及沙眼衣原体已成为常见病原体。急性炎症发作时，病原体率先侵犯腺管，腺管呈急性化脓性炎症，腺管开口往往因肿胀或渗出物凝聚而阻塞，脓液不能外流，积存而形成脓肿，称前庭大腺脓肿（abscess of bartholin gland）。

### （二）临床表现

炎症多发生于一侧。初起时多为前庭大腺导管炎，表现为局部肿胀、疼痛、灼热感、行走不便，有时会致大小便困难。检查见局部皮肤红肿、发热、压痛明显，有时患侧前庭大腺开口处可见白色小点。当脓肿形成时，疼痛加剧，脓肿直径可为3～6 cm，局部可触及波动感。部分患者出现发热等全身症状，腹股沟淋巴结可呈不同程度增大。当脓肿内压力增大时，表面皮肤变薄，脓肿自行破溃。若破孔大，可自行引流、炎症较快消退、痊愈；若破孔小，引流不畅，则炎症持续不消退，并可反复急性发作。

（三）治疗

急性炎症发作时，需要卧床休息，局部保持清洁。可取前庭大腺开口处分泌物做细菌培养，确定病原体。根据病原体选用口服或肌内注射抗生素。此外，可选用清热、解毒中药局部热敷或坐浴。脓肿形成后，可切开引流并做造口术，因单纯切开引流只能暂时缓解症状，所以切口闭合后，仍可形成囊肿或反复感染。

## 四、前庭大腺囊肿

（一）病因

前庭大腺囊肿（bartholin cyst）系因前庭大腺管开口部阻塞，分泌物积聚于腺腔而形成。

前庭大腺管阻塞的原因：①前庭大腺脓肿消退后，腺管阻塞，脓液吸收后由黏液分泌物所代替。②先天性腺管狭窄或腺腔内黏液浓稠，分泌物排出不畅，导致囊肿形成。③前庭大腺管损伤，如分娩时会阴与阴道裂伤后瘢痕阻塞腺管口，或会阴侧切术损伤腺管。前庭大腺囊肿可继发感染，造成脓肿反复发作。

（二）临床表现

前庭大腺囊肿多由小逐渐增大，有些可持续数年不变。若囊肿小且无感染，患者可无自觉症状，往往于妇科检查时被发现；若囊肿大，患者可有外阴坠胀感或有性交不适。检查见囊肿多呈椭圆形，大小不等，囊肿多为单侧，也可为双侧。

（三）治疗

行前庭大腺囊肿造口术取代以前的囊肿剥除术，造口术方法简单，损伤小，术后还能保留腺体功能。近年采用二氧化碳激光或电刀做囊肿造口术效果良好，术中出血少，无须缝合，术后不用抗生素，局部无瘢痕形成，并可保留腺体功能。

（四）健康教育

1. 卧床休息及半卧床的重要性

卧床休息及半卧床有利于脓液聚积于直肠子宫陷凹，使炎症局限；有利于适当休息。

2. 患者局部热敷及坐浴的方法和注意事项

用1：5 000高锰酸钾液坐浴，每天1～2次，注意浓度准确，温度40℃左右，时间20～30分钟。

3. 饮食指导

进高蛋白、高维生素、易消化食物。

## 五、滴虫性阴道炎

滴虫性阴道炎（trichomonas vaginitis）由阴道毛滴虫引起，是常见的阴道炎。阴道毛滴虫适宜在温度25～40 ℃、pH为5.2～6.6的潮湿环境中生长，在pH为5以下或7.5以上的环境中不生长。月经前后阴道pH发生变化，经后接近中性，故隐藏在腺体及阴道皱襞中的滴虫于月经前、后常得以繁殖，引起炎症发作。滴虫能消耗或吞噬阴道上皮细胞内的糖原，阻碍乳酸生成，使阴道pH升高。滴虫性阴道炎患者的阴道pH一般在5～6.5，多数>6。滴虫不仅寄生于阴道，还常侵入尿道或尿道旁腺，甚至膀胱、肾盂，以及男方的包皮皱褶、尿道或前列腺中。

滴虫性阴道炎属性传播感染，与沙眼衣原体感染、淋病奈瑟球菌感染、盆腔炎性疾病、宫颈上皮内瘤变、人类免疫缺陷病毒（human immunodeficiency virus，HIV）感染，以及早产、胎膜早破、低体重儿存在相关性。

（一）传播方式

1. 直接传播

成年人滴虫性阴道炎90%由性交传播。男性感染滴虫后常无症状，易成为感染源。

2. 间接传播

间接传播较少见，是幼女阴道毛滴虫感染的主要原因。经公共浴池、浴盆、浴巾、游泳池、坐式便器、衣物、污染的器械及敷料等传播。

## （二）临床表现

潜伏期为4~28天。25%~50%的患者感染初期无症状，症状有无及症状轻重取决于局部免疫因素、滴虫数量多少及毒力强弱。

主要症状是阴道分泌物的增多及外阴瘙痒，间或有灼热、疼痛、性交痛等。分泌物的典型特点为稀薄脓性、黄绿色、泡沫状、有臭味。分泌物特点因炎症轻重及有无合并感染而不同。分泌物呈脓性是因分泌物中含有白细胞，若合并其他感染则呈黄绿色；呈泡沫状、有臭味是因滴虫无氧糖酵解，产生腐臭气体。瘙痒部位主要为阴道口及外阴。若尿道口有感染，可有尿频、尿痛，有时可见血尿。阴道毛滴虫能吞噬精子，并能阻碍乳酸生成，影响精子在阴道内存活，可致不孕。

检查见阴道黏膜充血，严重者有散在出血点，甚至宫颈有出血斑点，形成"草莓样"宫颈，后穹隆有大量白带，呈灰黄色、黄白色稀薄液体或黄绿色脓性分泌物，常呈泡沫状。带虫者阴道黏膜无异常改变。

## （三）诊断

典型病例容易诊断，若在阴道分泌物中找到滴虫即可确诊。最简便的方法是生理盐水悬滴法，显微镜下见到呈波状运动的滴虫及增多的白细胞。在有症状的患者中，阳性率为80%~90%。对可疑患者，若多次悬滴法未能发现滴虫，可送培养，准确性在98%左右。取分泌物前24~48小时避免性交、阴道灌洗或局部用药，取分泌物时窥器不涂润滑剂，分泌物取出后应及时送检并注意保暖，否则滴虫活动力减弱，造成辨认困难。目前聚合酶链反应（polymerase chain reaction，PCR）可用于滴虫的诊断，敏感性及特异性均与培养法相似，但较培养方法简单。

## （四）治疗

硝基咪唑类药物是主要用于治疗滴虫阴道炎的药物，滴虫阴道炎经常合并其他部位的滴虫感染，故不推荐局部用药。主要治疗药物为甲硝唑。

1. 推荐方案

全身用药：甲硝唑，2 g，单次口服；或替硝唑，2 g，单次口服。

2. 替代方案

全身用药：甲硝唑，400 mg，口服，2次/天，共7天。

对于不能耐受口服药物或不适宜全身用药者，可选择阴道局部用药，但疗效低于口服用药。

3. 性伴侣的治疗

滴虫性阴道炎主要经性行为传播，性伴侣应同时进行治疗，治疗期间避免无保护性交。

4. 治疗后随诊

治疗后无临床症状及初始无症状者不需要随访。

5. 妊娠期滴虫性阴道炎的处理

对妊娠期滴虫性阴道炎进行治疗，可缓解阴道分泌物增多症状，防止新生儿呼吸道和生殖道感染，阻止阴道毛滴虫的进一步传播，但临床中应权衡利弊，知情选择。治疗可选择甲硝唑，400 mg，口服，2次/天，共7天。

## 六、念珠菌性外阴阴道炎

念珠菌性外阴阴道炎（candidal vulvovaginitis）是一种由念珠菌引起的机会性真菌感染，是常见的妇产科感染性疾病，占微生物所致阴道炎的1/4～1/3。

### （一）病原体及诱发因素

80%～90%的念珠菌性外阴阴道炎由白念珠菌引起，少数由非白念珠菌（如光滑念珠菌、近平滑念珠菌及热带念珠菌等）引起。有研究认为，近年来非白念珠菌引起的念珠菌性外阴阴道炎有上升的趋势。酸性环境适宜假丝酵母菌的生长，假丝酵母菌感染的阴道pH多在4.0～4.7，通常<4.5。

白念珠菌为双相菌，有酵母相和菌丝相，酵母相为芽生孢子，在无症状寄居及传播中起作用；菌丝相为芽生孢子伸长成假菌丝，侵袭组织能力加强。念珠菌对热的抵抗力不强，加热至60 ℃后1小时即死亡；但对干燥、日光、紫外线及化学制剂等抵抗力较强。

白念珠菌为机会致病菌，10%～20%非孕妇女及30%孕妇阴道中有此菌寄生，但菌量极少，呈酵母相，并不引起症状。只有在全身及阴道局部细胞免疫力下降，念珠菌大量繁殖，并转变为菌丝相，才出现症状念珠菌性外阴阴道炎是一种内源性疾病，念珠菌是人阴道内20多种微生物中的一种，在10%的正常女性阴道和30%的妊娠女性阴道内可以存在且不致病，我们称之为定植。在女性阴道内，占优势的乳杆菌对维持阴道正常菌群及阴道的自净作用起关键作用，同时它分泌的一些物质（如硬脂酸）可以抑制念珠菌由孢子相转为菌丝相，从而减少其繁殖的机会。任何原因造成的乳杆菌减少或消失，都可以给念珠菌提供繁殖的能源和条件。常见发病诱因主要有以下几种。

1. 妊娠

妊娠时，机体免疫力下降，性激素水平高，阴道组织内糖原增加，酸度增高，有利于念珠菌生长，雌激素还有促进假菌丝形成的作用。

2. 糖尿病

糖尿病患者机体免疫力下降，阴道内糖原增加，适合念珠菌繁殖。

3. 大量应用免疫抑制剂

大量应用免疫抑制剂，使机体抵抗力降低。

4. 长期应用广谱抗生素

长期应用广谱抗生素改变了阴道内病原体之间的相互制约关系。

5. 其他诱因

胃肠道念珠菌、穿紧身化纤内裤及肥胖，后者可使会阴局部温度及湿度增加，念珠菌易于繁殖，引起感染。

（二）传染途径

主要为内源性传染，念珠菌除了作为机会致病菌寄生于阴道，也可寄生于人的口腔、肠道，一旦条件适宜，可引起感染。部分患者可通过性交直接传染或通过接触感染的衣物间接传染。

（三）临床表现

主要表现为外阴瘙痒、灼痛，严重时坐卧不宁，异常痛苦，还可伴有尿频、尿痛及性交痛。部分患者阴道分泌物增多，分泌物由脱落上皮细胞、菌丝体、酵母菌、假菌丝体组成，其特征是白色稠厚呈凝乳或豆腐渣样。若为外阴炎，妇科检查外阴可见地图样红斑，即在界线清楚的大红斑周围有小的卫星病灶，另可见外阴水肿，常伴有抓痕。若为阴道炎，阴道黏膜可见水肿、红斑，小阴唇内侧及阴道黏膜上附有白色块状物，擦除后露出红肿黏膜面，急性期还可能见到糜烂及浅表溃疡。

## （四）诊断

典型病例不难诊断。若在分泌物中观察到白念珠菌即可确诊。

### 1. 悬滴法

取少许凝乳状分泌物，放于盛有10%氢氧化钾的玻片上，混匀后在显微镜下找到芽孢和假菌丝。由于10%氢氧化钾可溶解其他细胞成分，使念珠菌检出率提高，阳性率为70%～80%，高于生理盐水30%～50%。

### 2. 涂片法

取少许凝乳状分泌物，均匀涂在玻片上，革兰氏染色后在显微镜下找到芽孢和假菌丝。菌丝阳性率为70%～80%。

### 3. 培养法

若有症状而多次涂片检查为阴性，或为顽固病例，为确诊是否为非白念珠菌感染，可采用培养法，应同时进行药物敏感试验。

pH测定具有重要鉴别意义，若pH<4.5，可能为单纯念珠菌感染，若pH>4.5，并且涂片中有大量白细胞，可能存在混合感染。

## （五）治疗

消除诱因，根据患者情况选择局部或全身应用抗真菌药物。

### 1. 消除诱因

消除诱因是减少或防止复发的关键。若有糖尿病，患者应积极治疗，及时停用广谱抗生素、雌激素及类固醇皮质激素。

### 2. 局部用药

可选用下列药物放于阴道内：①咪康唑栓剂，每晚200 mg，连用7天；或每晚400 mg，连用3天；或1200 mg，单次应用。②克霉唑栓剂，每晚100 mg，塞入阴道深部，连用7天；或500 mg，单次用药。③制霉菌素栓剂，每晚10万U，连用10～14天。

局部用药前，是否行阴道冲洗及用何种液体冲洗，目前观点尚不一致。

多数国内学者认为，急性期阴道冲洗可减少分泌物并减轻瘙痒症状。临床多用2%～4%硼酸溶液冲洗阴道，帮助阴道恢复弱酸性环境。

3. 全身用药

症状严重者、经局部治疗未愈者、不能耐受局部用药者、未婚妇女及不愿采用局部用药者均可选用口服药物。首选药物：氟康唑150 mg，顿服。也可选用伊曲康唑每次200mg，每日2次，仅用1天。

4. 复发性念珠菌性外阴阴道炎（recurrent candidal vulvovaginitis）的治疗

由于念珠菌性外阴阴道炎容易在月经前后复发，故治疗后应在月经前后复查阴道分泌物。若患者经治疗临床症状及体征消失，真菌学检查阴性后又出现真菌学证实的症状称为复发，若1年内发作4次或以上，称为复发性念珠菌性外阴阴道炎。

念珠菌性外阴阴道炎经治疗后5%～10%的患者会复发，部分病例有诱发因素，但大部分患者的复发机制不明。对复发病例应检查并消除诱因，并应检查是否合并其他感染性疾病，如艾滋病（acquired immunodeficiency syndrome，AIDS）、滴虫性阴道炎、细菌性阴道病（bacterial vaginosis，BV）等。

应根据药物敏感试验结果及患者个人情况，选择抗真菌药物，原则是先采用长疗程的强化治疗后，复查有效者开始长达半年的低剂量巩固治疗。

5. 性伴侣治疗

约15%的男性与女性患者接触后患有龟头炎，对有症状的男性应进行念珠菌检查及治疗，预防女性重复感染。

6. 妊娠期念珠菌性外阴阴道炎的处理

妊娠期念珠菌性外阴阴道炎感染率为9.4%～18.5%，可引起新生儿真菌感染。无症状者不需要治疗，出现外阴瘙痒、白带增多时应治疗。妊娠期念珠菌性外阴阴道炎的治疗以阴道用药为主，可选用克霉唑或制霉菌素等。

## 七、细菌性阴道病

细菌性阴道病是以阴道乳杆菌减少或消失，相关微生物增多为特征的临床症候群。与盆腔炎、不孕、不育、流产、妇科和产科手术后感染、早产、胎膜早破、新生儿感染和产褥感染等的发生有关。

（一）病因

与BV发病相关的微生物包括阴道加德纳菌、普雷沃菌属、动弯杆菌、拟杆菌、消化链球菌、阴道阿托普菌和人型支原体等。

正常阴道内以产生$H_2O_2$的乳杆菌占优势。细菌性阴道病时，阴道内产生$H_2O_2$的乳杆菌减少而其他细菌大量繁殖，其中以厌氧菌居多，厌氧菌数量可增加100～1 000倍。厌氧菌繁殖的同时可产生胺类物质（尸胺、腐胺、三甲胺），使阴道分泌物增多并有臭味。

促使阴道菌群发生变化的原因仍不清楚，推测可能与多个性伴侣、频繁性交或阴道灌洗使阴道碱化有关。

（二）临床表现

大约半数BV患者无临床症状，有症状者可表现为白带增多伴腥臭味，体检见外阴阴道黏膜无明显充血等炎性反应，阴道分泌物呈灰白色，均匀一致，稀薄，常黏附于阴道壁，但黏度很低，容易将分泌物从阴道壁拭去。

（三）诊断

下列4项中有3项阳性即可临床诊断为细菌性阴道病，其中线索细胞阳性必备。

（1）匀质、稀薄、白色的阴道分泌物。

（2）阴道pH＞4.5（pH通常为4.7～5.7，多为5.0～5.5）。

（3）胺试验（whiff test）阳性。

取阴道分泌物少许放在玻片上，加入10%氢氧化钾溶液1～2滴，产生一种烂鱼肉样腥臭气味，这是由于胺遇碱释放氨所致。

（4）线索细胞（clue cell）阳性。

取少许分泌物放在玻片上，加一滴生理盐水混合，高倍显微镜下寻找线索细胞，严重病例的线索细胞可达20%，但几乎无白细胞。线索细胞即阴道脱落的表层细胞，于细胞边缘贴附颗粒状物即各种厌氧菌，尤其是加德纳菌，细胞边缘不清。此外，有条件者可采用阴道涂片nugent评分诊断。

本病应与其他阴道炎相鉴别（表1-1）。

表1-1  细菌性阴道病与其他阴道炎的鉴别诊断

| | 细菌性阴道病 | 念珠菌性外阴阴道炎 | 滴虫性阴道炎 |
|---|---|---|---|
| 症状 | 分泌物增多，无或轻度瘙痒 | 分泌物增多，重度瘙痒 | 烧灼感，轻度瘙痒 |
| 阴道分泌物特点 | 白色，匀质，腥臭味 | 白色，豆腐渣样 | 稀薄、脓性，泡沫状 |
| 阴道黏膜 | 正常 | 水肿、红斑 | 散在出血点 |
| 胺试验 | 阳性 | 阴性 | 阴性 |
| 显微镜检查 | 线索细胞，极少白细胞 | 芽孢及假菌丝，少量白细胞 | 阴道毛滴虫，多量白细胞 |
| 阴道pH | >4.5（4.7~5.7） | <4.5 | >5（5~6.5） |

（四）治疗

选用抗厌氧菌药物，主要有甲硝唑、克林霉素。

1. 治疗适应证

有症状患者、妇科和产科手术前患者、无症状孕妇。

2. 具体方案

（1）首选方案：甲硝唑400 mg，口服，每日2次，共7天；或甲硝唑阴道栓（片）200 mg，每日1次，共5~7天；或2%克林霉素膏（5g），阴道上药，每晚1次，共7天。

（2）替换方案：克林霉素300 mg，口服，每日2次，共7天。

可选用恢复阴道正常菌群的制剂。

应用甲硝唑期间及停药24小时之内禁止饮酒。

3. 性伴侣的治疗

本病虽与有多个性伴侣有关，但对性伴侣给予治疗并未改善治疗效果及降低其复发率。因此，性伴侣不需要常规治疗。

4. 妊娠期细菌性阴道病的治疗

本病与不良妊娠结局有关，因此应在妊娠中期进行细菌性阴道病的筛查，任何有症状的细菌性阴道病孕妇及无症状的高危孕妇（有胎膜早破、早产史）均需要治疗。妊娠期应用甲硝唑需要采用知情选择原则。

（1）首选方案：甲硝唑400 mg，口服，每日2次，共7天。

（2）替换方案：克林霉素300 mg，口服，每日2次，共7天。

## 八、老年性阴道炎

老年性阴道炎（senile vaginitis）见于自然绝经及卵巢去势后的妇女，因卵巢功能衰退，雌激素水平降低，阴道壁萎缩，黏膜变薄，上皮细胞内糖原含量减少，阴道内pH增高，局部抵抗力降低，致病菌容易入侵、繁殖，引起炎症。

### （一）临床表现

主要症状为阴道分泌物增多及外阴瘙痒、灼热感。阴道分泌物稀薄，呈淡黄色，严重者呈脓血性白带，可伴有性交痛。检查见阴道呈老年性改变，上皮萎缩、菲薄，皱襞消失，上皮变平滑。阴道黏膜充血，有小出血点，有时见浅表溃疡。

### （二）诊断

根据年龄及临床表现，诊断一般不难，但应排除其他疾病才能诊断。应取阴道分泌物检查，显微镜下见大量基底层细胞及白细胞而无滴虫及念珠菌。应注意查找造成老年性阴道炎的致病微生物，多为需氧菌和厌氧菌感染引起。

对有血性白带者，应与子宫恶性肿瘤相鉴别。对阴道壁肉芽组织及溃疡需要与阴道癌相鉴别，可行局部活组织检查。

### （三）治疗

治疗原则为增加阴道抵抗力及抑制病原微生物生长。

1. 增加阴道抵抗力

给予雌激素制剂，可局部给药，也可全身给药。

2. 抑制微生物生长

用1%乳酸或0.5%醋酸液冲洗阴道，每日1次，增加阴道酸度，抑制细菌生长繁殖。阴道冲洗后，应用抗生素如甲硝唑200 mg或诺氟沙星100 mg，放于阴道深部，每日1次，7~10天为1个疗程。

## 九、婴幼儿外阴阴道炎

婴幼儿外阴阴道炎（infantile vaginitis）常见于5岁以下幼女，多与外阴炎并存。

### （一）病因

1. 婴幼儿解剖特点

幼女外阴发育差，不能遮盖尿道口及阴道前庭，细菌容易侵入。

2. 婴幼儿的阴道环境

新生儿出生数小时后，阴道内即可检测出细菌，由于受母亲及胎盘雌激素的影响，阴道上皮内富含糖原，阴道pH低，为4~4.5。此时，阴道内优势菌群为乳杆菌。出生后2~3周，雌激素水平下降，阴道上皮逐渐变薄，糖原减少，pH上升至6~8，乳杆菌不再为优势菌，易受其他细菌感染。

3. 婴幼儿卫生习惯不良

外阴不洁、大便污染、外阴损伤或蛲虫感染均可引起炎症。

4. 阴道误放异物

婴幼儿好奇，在阴道内放置橡皮、纽扣、果核、发卡等异物，造成继发感染。

### （二）病原体

常见病原体有大肠埃希菌及葡萄球菌、链球菌等，其他有淋病奈瑟球菌、阴道毛滴虫、念珠菌等。病原体常通过患病母亲或保育员的手、衣物、毛巾、浴盆等间接传播。

### （三）临床表现

主要症状为阴道分泌物增多，呈脓性。临床上多由母亲发现婴幼儿内裤上有脓性分泌物而就诊。大量分泌物刺激引起外阴痛痒，因此患儿哭闹、烦躁不安或用手搔抓外阴。部分患儿伴有泌尿系统感染，出现尿急、尿频、尿痛。若有小阴唇粘连，则排尿时尿流变细或分道。

检查可见外阴、阴蒂、尿道口、阴道口黏膜充血、水肿，有脓性分泌物自阴道口流出。病变严重者，外阴表面可见溃疡，小阴唇可发生粘连，粘连的小阴唇有时遮盖阴道口及尿道口。在检查时，还应做肛诊排除阴道异物及肿瘤。对有小阴唇粘连者，应注意与外生殖器畸形鉴别。

（四）诊断

婴幼儿语言表达能力差，采集病史常需要详细询问女孩母亲，同时询问母亲有无阴道炎病史，结合症状及查体所见，通常可做出初步诊断。用细棉拭子或吸管取阴道分泌物找阴道毛滴虫、念珠菌或涂片染色做病原学检查，以明确病原体，必要时做细菌培养。

（五）治疗

（1）保持外阴清洁、干燥，减少摩擦。
（2）针对病原体选择相应口服抗生素治疗，或用吸管将抗生素溶液滴入阴道。
（3）对症处理有蛲虫者，给予驱虫治疗；若阴道有异物，应及时取出；小阴唇粘连者外涂雌激素软膏后，多可松解，严重者应分离粘连，并涂抗生素软膏。

# 第二节　宫颈炎症

## 一、急性宫颈炎

急性宫颈炎（acute cervicitis）多见于不洁性交后，产后、剖宫产后引起的宫颈损伤，人工流产术时，一些宫颈手术时，扩张宫颈的损伤或穿孔，以及诊断性刮宫时，宫颈或宫体的损伤等，病原体进入损伤部位而发生的感染，如产褥感染，感染性流产等。此外，医护人员不慎在产道内遗留纱布，以及不适当地使用高浓度的酸性或碱性药液冲洗阴道等均可引起急性宫颈炎。

（一）病原体

最常见的病原体为淋球菌及沙眼衣原体，淋球菌感染时，45%~60%常合并沙眼衣原体感染，其次为一般化脓菌，如葡萄球菌、链球菌、大肠杆菌，以及阴道毛滴虫、念珠菌、阿米巴等。淋球菌及沙眼衣原体可累及宫颈黏膜的腺体，沿黏膜表面扩散的浅层感染。其他病原体与淋球菌不同，侵入宫颈较深，可通过淋巴管引起急性盆腔结缔组织炎，致病情严重。

（二）病理

急性宫颈炎的病理变化可见宫颈红肿，颈管黏膜水肿，组织学表现可见血管充血，宫颈黏膜及黏膜下组织、腺体周围见大量嗜中性粒细胞浸润，腺腔内见脓性分泌物，这种分泌物可由子宫口流出。

（三）临床表现

淋球菌宫颈炎和沙眼衣原体性宫颈炎主要侵犯宫颈管内黏膜腺体的柱状上皮，如直接向上蔓延则可导致上生殖道黏膜感染。一般化脓菌则侵入宫颈组织较深，并可沿两侧宫颈淋巴管向上蔓延，导致盆腔结缔组织炎。淋菌性或一般化脓菌性宫颈炎表现为脓性或脓血性白带增多，下腹坠痛、腰背痛、性交疼痛和尿路刺激症状，体温可轻微升高。如感染沿宫颈淋巴管向周围扩散，则可引起宫颈上皮脱落，甚至形成溃疡。本病常与阴道炎症同时发生，也可同时发生急性子宫内膜炎。

妇科检查见宫颈充血、红肿，颈管黏膜水肿，宫颈黏膜外翻，宫颈触痛，脓性分泌物从子宫颈管内流出，特别是淋菌性宫颈炎时，尿道、尿道旁腺、前庭大腺亦可同时感染而有脓液排出。沙眼衣原体性宫颈炎则症状不典型或无症状，有症状者表现为宫颈分泌物增多，点滴状出血或尿路刺激症状，妇科检查宫颈口可见黏液脓性分泌物。

（四）诊断

根据病史、症状及妇科检查，诊断急性宫颈炎并不困难，关键是确定病原体。疑为淋球菌感染时，应取子宫颈管内分泌物做涂片检查（敏感性为

50%～70%）或细菌培养（敏感性为80%～90%），对培养可疑的菌落，可采用单克隆抗体免疫荧光法检测。检测沙眼衣原体感染时，可取子宫颈管分泌物涂片染色找细胞质内包涵体，但敏感性不高，培养法技术要求高，费时长，难以推广，目前推荐的方法是直接免疫荧光法或酶免疫法，敏感性在89%～98%。注意诊断时要考虑是否合并急性子宫内膜炎和盆腔炎。

（五）治疗

以全身治疗为主，抗生素选择、给药途径、剂量和疗程则根据病原体和病情严重程度决定。目前，淋菌性宫颈炎推荐的首选药物为头孢曲松，备用药物有大观霉素、青霉素、氧氟沙星、左氧氟沙星、依诺沙星等，治疗时需要同时加服多西环素（强力霉素）。沙眼衣原体性宫颈炎推荐的首选药物为阿奇霉素或多西环素，备用药物有米诺环素、氧氟沙星等。一般化脓菌感染最好根据药敏试验进行治疗。念珠菌和滴虫宫颈炎参见阴道炎的治疗方法。急性宫颈炎的治疗应力求彻底，以免形成慢性宫颈炎。

## 二、慢性宫颈炎

慢性宫颈炎（chronic cervicitis）多由急性宫颈炎转变而来，往往是急性宫颈炎治疗不彻底，病原体隐居于宫颈黏膜内形成慢性炎症。急性宫颈炎容易转为慢性的原因主要是宫颈黏膜皱褶较多，腺体呈葡萄状，病原体侵入腺体深处后极难根除，导致病程反复、迁延不愈。阴道分娩、流产或手术损伤宫颈后，继发感染亦可表现为慢性过程。此外，不洁性生活、雌激素水平下降、阴道异物（如子宫托）均可引起慢性宫颈炎。其病原体一般为葡萄球菌、链球菌、沙眼衣原体、淋球菌、厌氧菌等。也有患者不表现急性症状，直接发生慢性宫颈炎。

（一）病理

慢性宫颈炎表现为宫颈柱状上皮异位（columnar ectopy）、宫颈息肉（cervical polyp）、宫颈黏膜炎（endocervicitis）、子宫颈腺囊肿（naboth cyst）、宫颈肥大（cervical hypertrophy）及宫颈外翻（cervical eatropion）。

1. 宫颈柱状上皮异位

宫颈柱状上皮异位是慢性宫颈炎的一种形式，宫颈柱状上皮异位形成的原因有3种。

（1）先天性糜烂：指女性胎儿在生殖系统发育时受母体性激素影响，导致鳞、柱交界向外迁移，宫颈外口为柱状上皮覆盖。正常时新生儿出生后糜烂仅存在较短时间，当来自母体的雌激素水平下降后即逐渐自然消退，但亦有个别患者糜烂长期持续存在，先天性糜烂的宫颈形状往往是正常或稍大，不甚整齐，宫颈口多为裂开。

（2）后天性糜烂：指宫颈管内膜柱状上皮向阴道方向增生，超越宫颈外口所致的糜烂，仅发生于卵巢功能旺盛的妊娠期，产后可自行消退。患者虽诉白带增多，但为清澈的黏液，病理检查在柱状上皮下没有炎症细胞浸润，仅见少数淋巴细胞，后天性糜烂的宫颈往往偏大，宫颈口正常或横裂，或为不整齐的破裂。糜烂面周围的境界与正常宫颈上皮的界线清楚，甚至可看到交界线呈现一道凹入的线沟，有的糜烂可见到毛细血管浮现在表面上，表现为局部慢性充血。

（3）炎症性糜烂：是慢性宫颈炎最常见的病理改变，宫颈阴道部的鳞状上皮被宫颈管柱状上皮所替代，其外表呈红色，因为不是真正的糜烂，故称假性糜烂，光镜下可见黏膜下有多核白细胞及淋巴细胞浸润，间质则有小圆形细胞和浆细胞浸润，黏膜下结缔组织的浅层为炎性细胞浸润的主要场所，宫颈的纤维组织增生。宫颈管黏膜也有增生，突出宫颈口外形成息肉状。

根据糜烂表面可分为几种不同类型：①单纯型，此型糜烂面的表面系一片红色光滑面，糜烂较浅，有一层柱状上皮覆盖。②颗粒型，此型的糜烂面的组织增生，形成颗粒状。③乳头型，糜烂组织增生更明显，形成一团成乳头状。

根据糜烂区所占宫颈的比例可分3度：①轻度糜烂，系糜烂面积占整个宫颈面积的1/3以内。②中度糜烂，系糜烂面积占整个宫颈的1/3～2/3。③重度糜烂，系糜烂面积占整个宫颈的2/3以上。

此外，在幼女及未婚妇女有时见宫颈红色，细颗粒状，形似糜烂，但无炎症，是颈管柱状上皮外移，不应称为糜烂。

宫颈柱状上皮异位在其修复的过程中，柱状上皮下的基底细胞（储备细胞）增生，最后分化为鳞状上皮，邻近的鳞状上皮也可向糜烂面的柱状上皮生长，逐渐将腺上皮推移，最后完全由鳞状上皮覆盖而痊愈。糜烂的愈合呈片状分布，新生的鳞状上皮生长于炎性糜烂组织的基础上，故表层细胞极易因脱落而变薄，稍受刺激又可恢复糜烂。因此，愈合和炎症的扩展交替发生，不容易被彻底治愈。这种过程受到卵巢内分泌、感染、损伤及酸碱度的影响。两种上皮细胞在争夺中不断地增生、增殖，而起到不同的变化。

基底层细胞增生：系基底层与基底旁层形成一界线清楚的厚层，其中细胞质明显嗜碱，细胞层次清楚，都是成熟的细胞。

储备细胞增生：是在宫颈部表面或腺体内的柱状上皮细胞与基底层之间有1~2层细胞增生，这些细胞为多角形或方形，细胞质有空泡，并稍嗜碱，胞核较大，呈圆形或椭圆形，染色质分布均匀，很少核分裂，这些细胞系储备细胞增生，如储备细胞超过3层，则系储备细胞增殖。

鳞状上皮化生：在宫颈部常有鳞状上皮细胞的化生，也是储备细胞的增殖，细胞核成熟，细胞分化良好，细胞间桥形成，深层细胞排列与基底层成直角，浅层细胞的排列则与表面平行。鳞状上皮化生可能是柱状上皮部分或全部被鳞状上皮代替，从而形成不规则大小片、层次不清的上皮层，这一过程可在宫颈部上，也可在腺腔内发生。

分化良好的正常鳞状上皮细胞：化生前阶段的上皮细胞则形成波浪式和柱状的上皮细胞团，伸入纤维组织，并可在宫颈管的腺体内看到。

2. 宫颈息肉

炎症的长期刺激使宫颈管局部黏膜增生，自基底层逐渐向宫颈外口部突出，形成一个或多个宫颈息肉。息肉色红，呈舌形，质软而脆，血管丰富易出血。蒂细长，长短不一，多附着于颈管外口或颈管壁内，直径1 cm左右。镜下见息肉表面覆盖一层柱状上皮，中心为结缔组织，伴充血、水肿及炎性细胞浸润，极易复发。息肉的恶变率不到1%。

3. 宫颈黏膜炎

宫颈黏膜炎又称宫颈管炎，病变局限于宫颈管黏膜及黏膜下组织。宫颈阴道部上皮表面光滑。宫颈口可有脓性分泌物堵塞。宫颈管黏膜充血增生可使子宫颈肥大，可为正常宫颈的2~3倍，质硬。宫颈黏膜炎常与糜烂、腺囊肿同时发生。

4. 子宫颈腺囊肿

在宫颈柱状上皮异位愈合的过程中，新生的鳞状上皮覆盖宫颈腺管口或伸入腺管，将腺管口阻塞，腺管周围的结缔组织增生或瘢痕形成，压迫腺管，使腺管变窄，甚至阻塞，腺体分泌物不能引流形成子宫颈腺囊肿。检查时，见宫颈表面突出。多个直径数毫米大小的白色或青白色小囊肿，内含无色黏液。

5. 宫颈肥大

由于慢性炎症的长期刺激，宫颈组织充血、水肿，腺体和间质增生，还可能在腺体深部有黏液潴留形成囊肿，使宫颈呈不同程度的肥大，但表面多光滑，有时可见到潴留囊肿突起。纤维结缔组织增生，使宫颈硬度增加。

6. 宫颈外翻

由于分娩、人工流产或其他原因发生宫颈损伤，宫颈口撕裂，未及时修补，导致颈管内膜增生并暴露于外，即形成宫颈外翻。检查宫颈口增宽，横裂或呈星状撕裂，可见颈管下端的红色黏膜皱褶，宫颈前、后唇肥大，但距离较远。

（二）临床表现

慢性宫颈炎主要表现为白带增多，常刺激外阴引起外阴不适和瘙痒。由于病原体种类、炎症的范围、程度和病程不同，白带的量、颜色、性状、气味也不同，可为乳白色黏液状至黄色脓性，如伴有息肉形成，可有白带中混有血，或宫颈接触性出血。若白带增多，似白色干酪样，应考虑是否合并念珠菌性阴道炎；若白带呈稀薄泡沫状，有臭味，则应考虑滴虫性阴道炎。如有恶臭则多为厌氧菌的感染。严重感染时可有腰骶部疼痛、下腹坠胀，慢性宫颈炎可直接向前蔓延或通过淋巴管扩散，当波及膀胱三角区及膀胱周围结缔组织时，可出现尿路刺激症状。较多的黏稠脓性白带有碍精子上行，可导致不孕。妇科检查可见宫颈不同程度的糜烂、肥大、宫颈裂伤，有时可见宫颈息肉、宫颈腺体囊肿、宫颈外翻等，宫颈口多有分泌物，亦可有宫颈触痛和宫颈触血。

（三）诊断

宫颈柱状上皮异位虽然在诊断上不困难，但需要与宫颈上皮内瘤变、早期浸润癌、宫颈结核、宫颈尖锐湿疣等鉴别，还需要与淋病、梅毒等鉴别，因此应常规进行宫颈刮片细胞学检查，细胞涂片尚可查出淋菌、阴道毛滴虫、真菌，能做到与一般慢性宫颈炎鉴别。目前已有电脑超薄细胞检测系统，准确率显著提高。必要时需要做病理活检以明确诊断，电子阴道镜辅助活检对提高诊断准确率很有帮助。宫颈息肉、宫颈腺体囊肿及宫颈尖锐湿疣可根据病理活检确诊。

1. 阴道镜检查

在宫颈病变部涂碘后在碘不着色区用阴道镜检查，如见到厚的醋酸白色上皮及血管异形可诊断为宫颈上皮内瘤变，在这类病变区取活体组织检查诊断早期宫颈癌准确率高。

2. 活体组织检查

活体组织检查为最准确的检查方法，可检出宫颈湿疣、癌细胞、结核、梅毒等，从而与一般慢性宫颈炎糜烂鉴别。

（四）治疗

需要做宫颈涂片，先排除宫颈上皮内瘤变及早期宫颈癌，再进行治疗。治疗方法中以局部治疗为主，使糜烂面坏死、脱落，为新生鳞状上皮覆盖，病变深者，疗程需要6~8周。

1. 物理治疗

（1）电凝法：此法较简便，适用于糜烂程度较深、糜烂面积较大的病例。采用电灼器或电熨器对整个病变区电灼或电熨，直至组织呈乳白色或微黄色为止。一般近宫口处稍深，越近边缘越浅，深度为2 mm并超出病变区3 mm，深入宫颈管内0.5~1.0 cm，治愈率为50%~90%不等。术后涂抹磺胺粉或呋喃西林粉，用醋酸冲洗阴道，每日1次，有助于创面愈合。

治疗后阴道流液，有时呈脓样，需要避免性交至创面全部愈合为止，需时6周左右。术后阴道出血多时可用纱布填塞止血。

（2）冷冻治疗：冷冻治疗术是利用制冷剂，快速产生低温，使糜烂组织冻结、坏死、变性而脱落，创面经组织修复，达到治疗疾病的目的。

操作方法：选择适当的冷冻探头，利用液氮快速达到超低温（-196 ℃），使糜烂组织冻结、坏死、变性而脱落，创面修复，达到治疗目的。一般采用接触冷冻法，选择相应的冷冻头，覆盖全部病变区并略超过其范围2~3 mm，根据快速冷冻、缓慢复温的原则，冷冻1分钟、复温3分钟、再冷冻1分钟。进行单次或重复冷冻，治愈率为80%左右。

冷冻治疗后，宫颈表面很快发生水肿，冷冻后7~10天，宫颈表层糜烂组织形成一层膜状痂皮，逐渐分散脱落。

（3）激光治疗：采用一氧化碳激光器使糜烂部分组织炭化、结痂，痂皮脱落后，创面修复达到治疗目的。激光头距离糜烂面3～5 cm，照射范围应超出糜烂面2 mm，轻症的烧灼深度为2～3 mm，重症为4～5 mm，治愈率为70%～90%。

（4）微波治疗：微波电极接触局部病变组织时，瞬间产生高热效应（44～61 ℃）而达到组织凝固的目的，并可出现凝固性血栓而止血，治愈率在90%左右。

（5）波姆光治疗：采用波姆光照射糜烂面，直至变为均匀灰白色为止，照射深度2～3 mm，治愈率可达80%。

（6）红外线凝结法：红外线照射糜烂面，局部组织凝固，坏死，形成非炎性表浅溃疡，新生鳞状上皮覆盖溃疡面而达到治愈，治愈率在90%以上。

物理治疗的注意事项：①治疗应在月经干净后3～7天进行。②排除宫颈上皮内瘤变、早期宫颈癌、宫颈结核和急性感染期后方可进行。③术后阴道分泌物增多，甚至有大量水样排液，有时呈血性，脱痂时可引起活动性出血，如量较多，先用过氧化氢溶液清洗伤口，用消毒棉球局部压迫止血，24小时后取出。④物理治疗的持续时间、次数、强度、范围应严格掌握。⑤创面愈合需要一段时间（2～8周），在此期间禁止盆浴和性生活。⑥定期复查，随访有无宫颈管狭窄。

2. 药物治疗

药物治疗适用于糜烂面积小和炎症浸润较浅的病例。

（1）硝酸银或重铬酸钾液：强腐蚀剂，方法简单，配制容易，用药量少，适宜于基层医院。

（2）免疫治疗：采用重组人干扰素 α–2a，每晚1枚，6天为一疗程。近年报道用红色诺卡氏菌细胞壁骨架（N–CWS）菌苗治疗慢性宫颈炎，该菌苗具有非特异性免疫增强及抗感染作用，促进鳞状上皮化生，修复宫颈柱状上皮异位病变达到治疗效果。将菌苗滴注在用生理盐水浸透的带尾无菌棉球上，将棉球置于宫颈柱状上皮异位的局部，24小时后取出，每周上药2次，每疗程10次。

（3）发生宫颈管炎时，根据细菌培养和药敏试验结果，采用抗生素全身治疗。

3. 手术治疗

宫颈息肉可行息肉摘除术或电切术。对重度糜烂、糜烂面较深及乳头状糜烂，或用上述各种治疗方法久治不愈的患者可考虑用宫颈锥形切除术，锥形切除范围从病灶外缘0.3～0.5 cm开始，深入子宫颈管1～2 cm，锥形切除，压迫止血，如有动脉出血，可用肠线缝扎止血，也可加用止血粉8号、吸收性明胶海绵、凝血酶、巴曲酶（立止血）等止血。此法因出血及感染，现多不采用。

# 第三节　子宫内膜炎

子宫内膜炎（endometritis）多与子宫体部炎症（子宫体内膜炎、子宫肌炎及子宫浆膜炎）并发。子宫体部炎症以子宫内膜炎为主，当炎症发展至严重阶段时感染至子宫肌层，成为子宫肌炎、子宫浆膜炎，单纯子宫肌炎基本不存在。根据解剖部位可分为子宫颈内膜炎、子宫体内膜炎。根据发病经过可分为急性子宫内膜炎及慢性子宫内膜炎。根据发病原因可分为淋菌性子宫内膜炎、结核性子宫内膜炎、老年性子宫内膜炎等。

不孕机制：子宫内膜炎明显时，可改变宫颈管液性质，分泌物呈炎性改变，不利于精子穿过宫颈及宫腔进入输卵管；大量炎性细胞可能抑制精子活力，对精子有直接杀伤作用；子宫内膜受损，可造成血管损伤，精子进入宫腔后与血液接触，有可能引起抗精子抗体免疫反应，影响生殖功能；慢性子宫内膜炎可造成子宫内膜受损，不利于受精卵种植，有时可发生宫腔粘连，引起不孕。

## 一、急性子宫内膜炎

### （一）发病机制

分娩、流产感染及产后感染，特别是不全流产后感染，是急性子宫内膜炎的主要因素。性交（特别是经期、产后与不洁性交）、宫腔操作（如放置宫内节育器，子宫输卵管通气、通液与造影检查，刮宫、人流手术）、宫腔异物（宫腔手术后异物残留）、放射治疗（如宫腔内镭疗）、宫颈扩张及宫颈手术、不适当阴道冲洗（宫口开放时、高压冲洗阴道等）、内膜息肉坏死、黏膜下肌瘤或子宫内膜癌物理治疗、病原菌直接侵入等均能引起急性子宫内膜炎。病原体大多为寄生于阴道及宫颈的菌丛，如链球菌、大肠杆菌、变形杆菌、克雷伯菌、梭状芽孢杆菌，其他如葡萄球菌、厌氧菌、淋球菌及沙眼衣原体等也为常见病原体。这些细菌因通过性交、分娩、手术及其他物理、化学性损伤等多种因素，突破子宫颈的防御功能，侵入子宫内膜而发病，尤其是在子宫内膜受损时更易发病。

急性子宫内膜炎可分为四种：①卡他型，主要是内膜充血、水肿及渗血。②出血型，主要是内膜出血、渗血。③化脓型，明显白细胞浸润，内膜表面组织损伤、化脓，淋病、流产及产后严重感染最多见。④坏死型，内膜全面坏死，呈灰绿色，发生于产褥期、流产后重度感染者，或重度物理、化学性损伤（如宫腔内镭疗）者。

急性子宫内膜炎内膜充血、水肿，严重者表面可有脓性渗出物，甚至形成溃疡，向下可蔓延至子宫肌层，形成多发性小脓肿。镜下内膜大量白细胞浸润。急性子宫内膜炎的病理变化常是暂时性的，如果宫颈开放，引流通畅，很快就能自然清除腔内炎症，有时也可引起较重的并发症，如结缔组织炎、输卵管炎等，常见于因反复宫腔内操作而有创面者。

（二）诊断

1. 病史

绝大多数有相关病史，如分娩、流产、宫腔操作、宫颈扩张及宫颈手术、宫腔放射治疗、不适当阴道冲洗、不当性交等，少数可无明显诱因。

2. 临床表现

除分娩或流产，宫腔内较大创面，或部分胎盘残留，或因病原体致病力强而发生严重的临床表现外，其他原因引起的急性子宫炎症多较轻，主要由于宫腔开口通向阴道，有利于炎性分泌物引流。炎症仅限于内膜功能层时，当月经来潮后内膜剥脱，病变可消失；若炎症侵入深部基底层，可有轻度发热，下腹痛，白带增多，血性或脓性白带，月经过多，经期紊乱，如合并厌氧菌感染可有恶臭，妇科检查子宫可有轻度压痛。如发展为子宫肌炎，肌层出现多发性小脓肿，并可进一步发展为输卵管卵巢炎、盆腔腹膜炎等，甚至发生败血症，此时出现体温升高，下腹部压痛，子宫增大，宫旁增厚等症状。

3. 辅助检查

辅助检查为弄清病原体可行细菌学检查，如白带、分泌物涂片、细菌培养等。

（三）治疗

防止炎症扩散或转为慢性子宫内膜炎，减少子宫损伤，尽可能恢复子宫内膜功能，防止子宫内膜粘连等。

1. 一般治疗

卧床休息，取半卧位，有利宫腔内分泌物引流。下腹热敷，促进炎症吸收，减轻疼痛。供给足够营养与水分，保持大便通畅。高热可推拿降温、酒精擦浴。

2. 抗生素治疗

根据宫腔分泌物病原体培养及药敏试验选择抗生素。结果明确前，先用广谱抗生素静脉滴注，如头孢菌素类、喹诺酮类联合甲硝唑用药。头孢哌酮对革兰氏阳性、阴性球菌、杆菌均有效，紧急时可将地塞米松5~10 mg静脉滴注，每日1~2次，体温下降、病情好转时可改口服头孢氨苄0.25 g，每日4次，皮质激素逐渐减量，直至急性症状好转。青霉素过敏者可选林可霉素，每次300~600 mg，每日3次，静脉滴注，必要时可增至每日2.4~4.8 g，分次给药，体温平稳后改口服，每日1.5~2 g，分4次，持续1周，病情稳定后停药。亦可选用其他抗生素，在药敏结果出来后调整抗生素。

一般情况下，如无宫内残留、宫内节育器或黏膜下肌瘤存在，治疗数天后炎症可被迅速控制。抗生素配合肾上腺皮质激素，如氢化可的松、地塞米松等，可提高机体对应激时的耐受性与适应性，减轻致病因素对机体的损害，改善炎症局部与全身反应，尤其是急性炎症转入慢性炎症的后期，抑制成纤维细胞增生和肉芽组织的形成，减轻粘连和瘢痕形成。但应在有效的抗生素基础上，使用恰当剂量，及时逐渐减量，避免其不良后果。

3. 手术治疗

宫腔内有残留物者是否需要及时清宫处理，要根据病情及治疗情况而定，既要考虑是否有利于尽快控制病情，又要注意防止子宫穿孔及炎症扩散。一般情况下应在病情控制后再行清宫。如果宫内残留物清除不及时，将严重影响治疗效果，或经使用抗生素疗效不满意，可在使用抗生素的同时，小心清理宫腔，在清理时注意不要强行一次清完残留物，防止出现子宫穿孔。若宫腔内有残留物，或宫颈引流不通畅，可以扩张宫颈，轻轻取出宫腔内残留物，尽量不要刮宫，在抗生素达到一定剂量、病情稳定时再行刮宫，以防炎症扩散。

发生在流产或分娩后的子宫内膜炎，需要考虑是否有组织残留，如情况许可，应尽快清除。流产后急性腐败性子宫内膜炎以保守治疗为主，除清除宫颈口外露胎盘组织外，不宜立即进行宫腔操作，待病情控制后再根据情况处理；对败血性不全流产，要在抗生素应用下清理宫腔，应注意防止子宫穿孔及炎症扩散。

放置宫内节育器或放射源者需要取出，有利于病情迅速减轻。如疑有子宫内膜息肉或黏膜下肌瘤，应在炎症控制后考虑手术切除。子宫有活动性出血时，可在大量抗生素控制下清理宫腔。

4. 理疗

理疗可采用抗生素离子透入、下腹部超短波或红外线照射等方法。

## 二、慢性子宫内膜炎

因子宫内膜周期性剥脱的自然防御机制，大多数急性子宫内膜炎会痊愈，慢性子宫内膜炎不多见，仅少部分因防御机制受损，或病原体作用时间过长，或治疗不彻底，造成慢性子宫内膜炎。

### （一）发病机制

子宫内膜周期性剥脱时，其基底层并不随之剥脱，一旦基底层有慢性炎症即可长期感染内膜功能层，导致慢性子宫内膜炎。长期存在的输卵管卵巢炎或严重的宫颈炎可以导致慢性子宫内膜炎。宫内节育器长期放置，分娩或流产后少量胎盘胎膜残留，或胎盘附着部位复旧不全；绝经后妇女体内雌激素水平明显降低，子宫内膜菲薄，失去自然防御功能，容易受到病原体侵袭，导致炎症发生，老年性子宫内膜炎往往与阴道炎并存。子宫黏膜下肌瘤、子宫内膜息肉可使子宫内膜反复感染，子宫内膜慢性炎症迁延不愈。无明显诱因者病原体多来自阴道菌丛。慢性子宫内膜炎多同时合并其他部位的炎症，除邻近组织有病理变化外，很少看到子宫内膜有慢性炎症病变的组织学根据。子宫引流不畅是重要病因之一。

### （二）诊断

一般无症状，或只有少量血浆性分泌物。主要症状为不规则月经或子宫出血，少数有较多分泌物及出血，呈脓性或脓血性白带，来自内膜的溃疡部位。约半数有下腹痛或坠胀感，腰骶部疼痛。子宫蓄脓可排出恶臭分泌物，并出现全身反应及下腹钝痛。少数发热，有的出现闭经。发生出血主要是慢性子宫肌炎所致。子宫肌炎常是子宫内膜炎的一个并发症，可以影响子宫收缩，导致子宫出血。因此，流产、产后引起的子宫内膜炎可有长期出血，甚至可发生大出血。老年性子宫内膜炎症状易与生殖道恶性肿瘤混淆，需要做诊断性刮宫以明确诊断。妇科检查子宫大小常正常，有压痛，如有胎盘残留、内膜息肉或黏膜下肌瘤，子宫体可能增大，宫颈口开放。宫旁组织可能有增厚及触痛。

（三）治疗

先去除诱因。不全流产而出血，可在抗生素控制下用海绵钳清除宫腔内残留组织，手术操作要轻柔。宫腔积脓，扩张宫颈以利引流，术后需要保持引流通畅，必要时在宫腔内放入橡皮条引流。抗生素控制感染，可根据分泌物病原体培养及药敏试验选用，结果出来之前可采用头孢菌素类、喹诺酮类联合甲硝唑用药。雌激素治疗有一定疗效，可促进血管新生、增殖，使炎症内膜再生，防止炎症扩大，对月经紊乱及出血均有好处。

# 第四节　盆腔炎症

女性内生殖器及其周围的结缔组织、盆腔腹膜发生炎症时，称为盆腔炎（pelvic inflammatory disease，PID），主要包括子宫内膜炎、输卵管炎（salpingitis）、输卵管卵巢脓肿（tubal and ovarian abscess，TOA）、盆腔腹膜炎（pelvic peritonitis）。炎症可局限于一个部位，也可同时累及几个部位。性传播感染（sexually transmitted infections，STI）的病原体如淋病奈瑟球菌、沙眼衣原体是主要的致病源。一些需氧菌、厌氧菌、病毒和支原体等也参与PID的发生。多数引起PID的致病微生物是由阴道上行而来的，且多为混合感染。延误对PID的诊断和有效治疗都可能导致上生殖道感染后遗症（输卵管因素不育和异位妊娠等）。

## 一、女性生殖道的自然防御功能

女性生殖道的解剖、生理、生化及免疫学特点是具有比较完善的自然防御功能，增强了对感染的防御能力，在健康妇女阴道内虽有某些病原体存在，但并不引起炎症。

（1）两侧大阴唇自然合拢，遮掩阴道口、尿道口。

（2）由于盆底肌的作用，阴道口闭合，阴道前后壁紧贴，可防止外界污染。

（3）阴道正常菌群尤其是乳杆菌可抑制其他细菌生长。此外，阴道分泌物可维持巨噬细胞的活性，防止细菌侵入阴道黏膜。

（4）宫颈内口紧闭，宫颈管黏膜为分泌黏液的高柱状上皮所覆盖，黏膜形成皱褶、嵴突或陷窝，从而增加黏膜表面积；子宫颈管分泌大量黏液形成胶冻状黏液栓，为上生殖道感染的机械屏障；黏液栓内含乳铁蛋白、溶菌酶，可抑制细菌侵入子宫内膜。

（5）育龄妇女子宫内膜周期性剥脱，也是消除宫腔感染的有利条件。此外，子宫内膜分泌液含有乳铁蛋白、溶菌酶，可清除少量进入宫腔的病原体。

（6）输卵管黏膜上皮细胞的纤毛向宫腔方向摆动及输卵管的蠕动，均有利于阻止病原体的侵入。输卵管液与子宫内膜分泌液一样，含有乳铁蛋白、溶菌酶，可清除偶然进入上生殖道的病原体。

（7）生殖道的免疫系统：生殖道黏膜如宫颈和子宫含有不同数量的聚集淋巴组织及散在的淋巴细胞，包括胸腺依赖淋巴细胞（以下简称"T细胞"）、B细胞。此外，中性粒细胞、巨噬细胞、补体，以及一些细胞因子均在局部有重要的免疫功能，发挥抗感染作用。

当自然防御功能遭到破坏，或机体免疫功能下降、内分泌发生变化，或外源性致病菌侵入，均可导致炎症发生。

## 二、病原微生物

几乎所有致病源都是通过阴道而感染宫颈并上行，主要由三类微生物引起：①性传播感染致病微生物；②需氧菌；③厌氧菌。

目前国外比较一致的观点认为，PID的主要致病菌是STI致病微生物，最值得一提的是淋球菌和沙眼衣原体。美国1991年有研究显示，淋球菌和沙眼衣原体分别占PID病原体的53%和31%。现在美国的一些资料显示40%～50%的PID是由淋球菌引起的，10%～40%的PID分离出沙眼衣原体，对下生殖道淋球菌及沙眼衣原体的筛查及治疗，已使美国盆腔炎发病率有所下降。在我国，STI近年来发病率迅速增加，由此引起的PID及其并发症、后遗症当应予以重视。2001年安徽省对PID的致病微生物研究显示，STI病原占42.3%；2003年天津医药杂志报道淋病奈瑟球菌、沙眼衣原体、人型支原体和厌氧菌感染分别占PID病原体的10%、26%、47.5%和3%。2003年青岛市对325例PID病原体分布的研究显示，淋球菌占11.1%，而沙眼衣原体占15.6%，解脲支原体占41.2%。国内报道淋球菌的阳性率为6.19%～10.10%，沙眼衣原体的阳性率为4.16%～26.10%。最新的一项全国多中心的前瞻性研究，报告了中国PID的致病菌情况：在477例PID微生物测定的检查中细菌培养阳性占18.8%、衣原体检查阳性占19.9%、支原体阳性占32.4%、淋球菌阳性占10.1%、厌氧菌阳性占25.0%。而细菌培养中首先以大肠埃希菌最多，其次为金黄色葡萄球菌、链球菌和表皮葡萄球菌。

性传播感染可同时伴有需氧菌及厌氧菌感染，可能是沙眼衣原体或淋病奈瑟球菌感染造成输卵管损伤后，容易继发需氧菌及厌氧菌感染。

## 三、感染途径

### （一）沿生殖道黏膜上行蔓延

病原体侵入外阴、阴道后，沿黏膜面经宫颈、子宫内膜、输卵管黏膜至卵巢及腹腔，是非妊娠期、非产褥期盆腔炎的主要感染途径。淋病奈瑟球菌、沙眼衣原体及葡萄球菌等常沿此途径扩散。

### （二）经淋巴系统蔓延

病原体经外阴、阴道、宫颈及宫体创伤处的淋巴管侵入盆腔结缔组织及内生殖器的其他部分，是产褥感染、流产后感染及放置宫内节育器后感染的主要感染途径。链球菌、大肠埃希菌、厌氧菌多沿此途径蔓延。

## （三）经血循环传播

病原体先侵入人体的其他系统，再经血循环，感染生殖器，为结核菌感染的主要途径。

## （四）直接蔓延

腹腔其他脏器感染后，直接蔓延到内生殖器，如阑尾炎可引起右侧输卵管炎。

# 四、高危因素

## （一）宫腔内手术操作后感染

如刮宫术、输卵管通液术、子宫输卵管造影术、宫腔镜检查、人工流产、放置宫内节育器等，手术消毒不严格或术前适应证选择不当，导致下生殖道内源性菌群的病原体上行感染。

## （二）下生殖道感染

淋病奈瑟球菌性宫颈炎、沙眼衣原体性宫颈炎，以及细菌性阴道病与PID密切相关。10%～17%的淋病可发生上生殖道的感染。

## （三）性活动

盆腔炎多发生在性活跃期妇女，尤其是过早性交、有多个性伴侣、性伴侣有性传播感染者。

## （四）经期卫生不良

使用不洁的月经垫、经期性交等，均可使病原体侵入而引起炎症。

## （五）年龄

据美国资料，盆腔炎的高发年龄为15～25岁。年轻者容易发生盆腔炎可能与频繁的性活动、宫颈柱状上皮异位（高雌激素影响）、宫颈黏液的机械防御功能较差有关。

## （六）邻近器官炎症直接蔓延

如阑尾炎、腹膜炎等蔓延至盆腔，病原体以大肠埃希菌为主。

# 五、病理及发病机制

## （一）子宫内膜炎及急性子宫肌炎

子宫内膜炎及急性子宫肌炎多见于流产、分娩后。

## （二）输卵管炎、输卵管积脓、输卵管卵巢脓肿

急性输卵管炎主要由化脓性细菌引起，轻者输卵管仅有轻度充血、肿胀、略增粗；重者输卵管明显增粗、弯曲，纤维素性脓性渗出物增多，造成与周围组织粘连。急性输卵管炎因传播途径不同而有不同的病变特点。

1. 炎症

经子宫内膜向上蔓延，引起输卵管黏膜炎，输卵管黏膜肿胀、间质水肿、充血及大量中性粒细胞浸润，重者输卵管上皮发生退行性变或成片脱落，引起输卵管黏膜粘连，导致输卵管管腔及伞端闭锁，若有脓液积聚于管腔内则形成输卵管积脓。淋病奈瑟球菌、大肠埃希菌、类杆菌及普雷沃菌除直接引起输卵管上皮损伤外，其细胞壁脂多糖等内毒素还会引起输卵管纤毛大量脱落，导致输卵管运输功能减退、丧失。因衣原体的热休克蛋白与输卵管热休克蛋白有相似性，感染后引起的交叉免疫反应可损伤输卵管，导致严重输卵管黏膜结构及功能破坏，并引起盆腔广泛粘连。

2. 病原菌

病原菌首先通过宫颈的淋巴管播散到宫旁结缔组织，侵及浆膜层，发生输卵管周围炎，其次累及肌层，而输卵管黏膜层可不受累或受累极轻。病变以输卵管间质炎为主，其管腔常可因肌壁增厚受压变窄，但仍能保持通畅。卵巢很少单独发炎，白膜是良好的防御屏障，卵巢常与发炎的输卵管伞端粘连而发生卵巢周围炎，称输卵管卵巢炎，习称附件炎。炎症可通过卵巢排卵的破孔侵入卵巢实质形成卵巢脓肿，脓肿壁与输卵管积脓粘连并穿通，形成TOA。TOA可为一侧或两侧病变，约半数是在可识别的急性盆腔炎初次发病后形成，另一部分是因慢性盆腔炎屡次急性发作或重复感染而形成。脓肿多位于子宫后方或子宫、阔韧带后叶及

肠管间粘连处，可破入直肠或阴道，若破入腹腔则引起弥漫性腹膜炎。

### （三）盆腔腹膜炎

盆腔内器官发生严重感染时，往往蔓延到盆腔腹膜，发炎的腹膜充血、水肿，并有少量含纤维素的渗出液，形成盆腔脏器粘连。当有大量脓性渗出液积聚于粘连的间隙内，可形成散在小脓肿；若积聚于直肠子宫陷凹处则形成盆腔脓肿，较多见。脓肿的前面为子宫，后方为直肠，顶部为粘连的肠管及大网膜，脓肿可破入直肠而使症状突然减轻，也可破入腹腔引起弥漫性腹膜炎。

### （四）盆腔结缔组织炎

内生殖器急性炎症时，或阴道、宫颈有创伤时，病原体经淋巴管进入盆腔结缔组织引起结缔组织充血、水肿及中性粒细胞浸润。以宫旁结缔组织炎最常见，开始局部增厚，质地较软，边界不清，以后向两侧盆壁呈扇形浸润，若组织化脓则形成盆腔腹膜外脓肿，可自发破入直肠或阴道。

### （五）败血症及脓毒血症

当病原体毒性强、数量多，患者抵抗力降低时，常发生败血症。多见于严重的产褥感染、感染性流产及播散性淋病。近年有报道显示，放置宫内节育器、人工流产及输卵管绝育术损伤脏器引起败血症，若不及时控制，患者往往很快出现感染性休克，甚至死亡。发生感染后，若身体其他部位发现多处炎症病灶或脓肿者，应考虑有脓毒血症存在，但需要经血培养证实。

### （六）Fitz-Hugh-Curtis综合征

Fitz-Hugh-Curtis综合征是指有肝包膜炎症而无肝实质损害的肝周围炎。淋病奈瑟球菌及沙眼衣原体感染均可引起。由于肝包膜水肿，吸气时右上腹疼痛。肝包膜上有脓性或纤维渗出物，早期在肝包膜与前腹壁腹膜之间形成松软粘连，晚期形成琴弦样粘连。5%～10%的输卵管炎可出现此综合征，临床表现为继下腹痛后出现右上腹痛，或下腹疼痛与右上腹疼痛同时出现。

## 六、临床表现

可因炎症轻重及范围大小不同而有不同的临床表现。轻者无症状或症状轻微。常见症状为下腹痛、发热、阴道分泌物增多。腹痛为持续性，活动或性交后加重。若病情严重可有寒战、高热、头痛、食欲缺乏。若有腹膜炎，则出现消化系统症状如恶心、呕吐、腹胀、腹泻等。月经期发病可出现经量增多、经期延长。若有脓肿形成，可有下腹包块及局部压迫刺激症状。包块位于子宫前方可出现膀胱刺激症状，如排尿困难、尿频，若引起膀胱肌炎还可有尿痛等；包块位于子宫后方可有直肠刺激症状；若在腹膜外可致腹泻、里急后重感和排便困难。若有输卵管炎的症状及体征并同时有右上腹疼痛，应怀疑有肝周围炎。由于感染的病原体不同，临床表现也有差异。淋病奈瑟球菌感染以年轻妇女多见，多于月经期或经后7日内发病，起病急，可有高热，体温在38 ℃以上，常引起输卵管积脓，出现腹膜刺激征及阴道脓性分泌物。非淋病奈瑟球菌性盆腔炎起病较缓慢，高热及腹膜刺激征不如淋病奈瑟球菌感染明显。若为厌氧菌感染，患者的年龄偏大，容易有多次复发，常伴有脓肿形成。衣原体感染病程较长，高热不明显，长期持续低热，主要表现为轻微下腹痛，并久治不愈。患者体征差异较大，轻者无明显异常发现。典型体征呈急性病容，体温升高，心率加快，下腹部有压痛、反跳痛及肌紧张，若病情严重可出现腹胀、肠鸣音减弱或消失。

盆腔检查：阴道可有充血，并有大量脓性臭味分泌物；宫颈充血、水肿，将宫颈表面分泌物拭净，若见脓性分泌物从宫颈口流出，说明宫颈管黏膜或宫腔有急性炎症。穹隆触痛明显，应注意是否饱满；宫颈举痛；宫体稍大，有压痛，活动受限；子宫两侧压痛明显，若为单纯输卵管炎，可触及增粗的输卵管，压痛明显；若为输卵管积脓或输卵管卵巢脓肿，则可触及包块且压痛明显，不活动；宫旁结缔组织炎时，可扪及宫旁一侧或两侧片状增厚，或两侧宫骶韧带高度水肿、增粗，压痛明显；若有盆腔脓肿形成且位置较低，可扪及后穹隆或侧穹隆有肿块且有波动感，三合诊常能协助进一步了解盆腔情况。

## 七、诊断及鉴别诊断

根据病史、症状和体征可做出初步诊断。由于急性盆腔炎的临床表现变异较大，临床诊断准确性不高，尚需要做必要的辅助检查，如血常规、尿常规、宫颈管分泌物检查等。

## （一）最低诊断标准

①子宫压痛。②附件压痛。③宫颈举痛。

下腹压痛同时伴有下生殖道感染征象的患者，诊断PID的可能性大大增加。生育期妇女或STI门诊人群，可按最低诊断标准。

## （二）支持PID诊断的附加条件

①口腔温度≥38.3 ℃。②宫颈或阴道黏液脓性分泌物。③阴道分泌物显微镜检查有白细胞增多。④红细胞沉降率（以下简称"血沉"）加快。⑤C反应蛋白水平升高。⑥实验室检查证实有宫颈淋病奈瑟球菌或沙眼衣原体感染。

大多数PID患者都有宫颈黏液脓性分泌物，或阴道分泌物镜检有白细胞增多。如果宫颈分泌物外观正常并且阴道分泌物镜检无白细胞，则PID诊断成立的可能性不大，需要考虑其他可能引起下腹痛的病因。如有条件应积极寻找致病微生物。

## （三）PID的最特异标准

①子宫内膜活检显示有子宫内膜炎的病理组织学证据。②经阴道超声检查或磁共振显像技术显示输卵管管壁增厚、管腔积液，可伴有盆腔游离液体或输卵管卵巢包块。③腹腔镜检查结果符合PID表现。

盆腔炎应与急性阑尾炎、输卵管妊娠流产或破裂、卵巢囊肿蒂扭转或破裂等急症相鉴别。

# 八、治疗

## （一）治疗原则

盆腔炎主要为抗生素药物治疗，必要时手术治疗。抗生素治疗可清除病原体，改善症状及体征，减少后遗症。经恰当的抗生素积极治疗，绝大多数急性盆腔炎能彻底治愈。由于急性盆腔炎的病原体多为需氧菌、厌氧菌及沙眼衣原体的混合感染，需氧菌及厌氧菌又有革兰氏阴性及革兰氏阳性之分，抗生素多采用联合用药，并覆盖到所有可能的病原微生物。

（二）具体方案

1. 静脉给药

对于症状较重者给予静脉治疗。

（1）头孢替坦2 g，静滴，每12小时1次；或头孢西丁2 g，静滴，每6小时1次。加用：多西环素100 mg，口服，每12小时1次（或米诺环素100 mg，口服，每12小时1次）；或阿奇霉素0.5 g，静滴或口服，每日1次。

注意：①其他第二代或第三代头孢菌素（如头孢唑肟、头孢噻肟和头孢曲松）也可能对PID有效并有可能代替头孢替坦和头孢西丁，而后两者的抗厌氧菌效果更强。②对输卵管卵巢脓肿的患者，通常在多西环素（或米诺环素或阿奇霉素）的基础上加用克林霉素或甲硝唑，从而更有效地对抗厌氧菌。③临床症状改善后继续静脉给药至少24小时，然后转为口服药物治疗，共持续14天。

（2）克林霉素900 mg，静滴，每8小时1次，加用庆大霉素负荷剂量（2 mg/kg），静滴或肌注，维持剂量（1.5 mg/kg），每8小时1次；也可采用每日一次给药。

注意：①临床症状改善后继续静脉给药至少24小时，继续口服克林霉素450 mg，每日1次，共14天。②对输卵管卵巢脓肿的患者，应用多西环素（或米诺环素或阿奇霉素）加甲硝唑或多西环素（或米诺环素或阿奇霉素）加克林霉素比单纯应用多西环素（或米诺环素或阿奇霉素）对治疗厌氧菌感染更优越。③注意庆大霉素的毒副作用。

（3）喹诺酮类药物：氧氟沙星400 mg，静滴，每12小时1次，加用甲硝唑500 mg，静滴，每8小时1次；或左氧氟沙星500 mg，静滴，每日1次，加用甲硝唑500 mg，静滴，每8小时1次；或莫西沙星400 mg，静滴，每日1次。

（4）氨苄西林/舒巴坦3 g，静滴，每6小时1次，加用：多西环素100 mg，口服，每12小时1次，或米诺环素100 mg，口服，每12小时1次；或阿奇霉素0.5 g，静脉滴注或口服，每日1次。

2. 非静脉药物治疗

症状较轻者可采用以下方案。

（1）氧氟沙星400 mg，口服，每日2次，加用甲硝唑500 mg，口服，每日2次，共14天；或左氧氟沙星500 mg，口服，每日1次，加用甲硝唑500 mg，口服，每日 2 次，共 14 天；或莫西沙星 400 mg，口服，每日 1 次，共 14 天。

（2）头孢曲松250 mg，肌注，单次给药；或头孢西丁2 g，肌内注射，加丙磺舒1 g，口服，均单次给药；或其他第三代头孢类药物，如头孢唑肟、头孢噻肟等非静脉外给药。加用：多西环素100 mg，口服，每12小时1次；或米诺环素100 mg，口服，每12小时1次；或阿奇霉素0.5 g，口服，每日1次，共14天。可加用甲硝唑500 mg，口服，每日2次，共14天。

（3）阿莫西林/克拉维酸加用多西环素可以获得短期的临床效果，但胃肠道不良反应可能会影响该方案的依从性。

### （三）手术治疗

1. 适应证

（1）药物治疗无效：输卵管卵巢脓肿或盆腔脓肿经药物治疗48～72小时，体温持续不降，患者中毒症状加重或包块增大者，应及时手术，以免发生脓肿破裂。

（2）脓肿持续存在：经药物治疗病情有好转，继续控制炎症2～3周，包块仍未消失但已局限化，应手术切除，以免日后再次急性发作，或形成慢性盆腔炎。

（3）脓肿破裂：突然腹痛加剧、寒战、高热、恶心、呕吐、腹胀，检查腹部拒按或有中毒性休克表现，应怀疑脓肿破裂。若脓肿破裂未及时诊治，病死率高。因此，一旦怀疑脓肿破裂，应立即在抗生素治疗的同时行剖腹探查。

2. 手术方式和范围

可根据情况选择经腹手术或腹腔镜手术。手术范围应根据病变范围、患者年龄、一般状态等全面考虑，原则以切除病灶为主。年轻妇女应尽量保留卵巢功能，以采用保守性手术为主；年龄大、双侧附件受累或附件脓肿屡次发作者，行全子宫及双附件切除术；对极度衰弱危重患者的手术范围需按具体情况决定。若盆腔脓肿位置低、突向阴道后穹隆时，可经阴道切开排脓，同时注入抗生素。

### （四）随访

患者应在开始治疗3天内出现临床情况的改善，如退热、腹部压痛或反跳痛减轻、子宫及附件压痛减轻、宫颈举痛减轻等。在此期间病情无好转的患者应住院治疗，进一步检查，以及手术治疗。

对于药物治疗的患者，应在72小时内随诊，明确有无临床情况的改善（具体标准如前所述）。如果未见好转则建议住院接受静脉给药治疗，以及进一步检查。建议对于沙眼衣原体和淋病奈瑟球菌感染的PID患者，还应在治疗结束后4~6周时重新筛查上述病原体。

### （五）性伴侣的治疗

对PID患者出现症状前60天内接触过的性伴侣进行检查和治疗。这种检查和评价是必要的，因为患者有再感染的危险，而且其性伴侣很可能感染淋病及沙眼衣原体。由淋病或沙眼衣原体感染引起PID患者的男性性伴侣常无症状。无论PID患者分离的病原体如何，均应建议患者的性伴侣进行STI的检测和治疗。在女性PID患者治疗期间应避免无保护屏障（避孕套）的性交。

## 九、预防

（1）做好经期、妊娠期及产褥期的卫生宣传。

（2）严格掌握产科、妇科手术指征，做好术前准备；术时注意无菌操作；术后做好护理，预防感染。

（3）治疗急性盆腔炎时，应做到及时治疗、彻底治愈，防止转为慢性盆腔炎。

（4）注意性生活卫生，减少性传播感染，经期禁止性交。

## 十、并发症

### （一）复发性盆腔炎

有25%的急性盆腔炎可于以后重复发作，年轻患者的重复感染是一般年龄组的2倍。由于输卵管在上次感染时的损害，对细菌的侵犯敏感性增加。

### （二）输卵管积水

慢性输卵管炎双侧居多，输卵管呈轻度或中度肿大，伞端可部分或完全闭锁，并与周围组织粘连。若输卵管伞端及峡部因炎症粘连闭锁，浆液性渗出物积聚形成输卵管积水；有时输卵管积脓中的脓液渐被吸收，浆液性液体继续自管壁渗出充满管腔，亦可形成输卵管积水。积水输卵管表面光滑，管壁甚薄，输卵管系膜不能随积水输卵管囊壁的增长扩大而相应延长，故积水输卵管向系膜侧弯曲，形似腊肠或呈曲颈的蒸馏瓶状，卷曲向后，可游离或与周围组织有膜样粘连。应行手术治疗。

### （三）输卵管卵巢囊肿

输卵管发炎时波及卵巢，输卵管与卵巢相互粘连形成炎性肿块，或输卵管伞端与卵巢粘连并贯通，液体渗出形成输卵管卵巢囊肿，也可由输卵管卵巢脓肿的脓液被吸收后由渗出物替代而形成。常无病原体，抗生素治疗无效，应行手术治疗。

### （四）慢性腹痛

盆腔炎后遗留慢性腹痛（超过6个月），可达18%。相比较，没有PID历史的，患慢性腹痛者只有5%。疼痛常常是周期性的，主要和输卵管、卵巢及其周围组织粘连有关。

### （五）不孕

盆腔炎是造成输卵管梗阻及不孕的重要原因，增加不孕的机会与PID发作的次数和严重性有关。盆腔炎后不孕发生率为20%～30%。有文献报道1次盆腔炎发作，不孕危险为13%，2次为36%，3次为60%～75%。

### （六）宫外孕

输卵管由于炎症的损害，其攫取受精卵及转送受精卵的功能受到影响。因而，PID后宫外孕的发生率明显上升，比未发生过PID者高7～10倍。

### （七）骶髂关节炎

PID后可有68%的患者发生骶髂关节炎，而对照组只有3%。虽然以骶髂关节炎形式出现的脊椎的慢性关节炎在女性中比在男性中少，但PID病史是一个重要的易患因素。

## 十一、健康教育

1. 卧床休息及半卧位的重要性

卧床休息及半卧位有利于脓液聚积于直肠子宫陷凹，使炎症局限。修养环境要安静舒适，温度、湿度适宜。注意通风，使室内空气新鲜。注意休息，以防疾病复发。

2. 饮食的重要性

高营养饮食可提高机体抵抗力，促进康复。选择高蛋白、高维生素饮食，如瘦肉、鸡蛋、牛奶、鱼类，还应注意粗细粮搭配。

3. 有关疾病及常见病因

有关疾病有产后感染、不洁性生活、体质虚弱等。常见病因有人工流产、放置子宫内节育器、诊断性刮宫等，治疗1个月内避免性生活。性生活要适度，避免不洁性生活，性伴侣也应接受治疗。

4. 应及时彻底治疗急性盆腔炎

保持良好的心境，增强自信心，愉快的心情有利于疾病康复。

5. 保持外阴清洁的重要性

防止感染，做好经期、妊娠期及产褥期卫生。经期，注意适当休息，用消毒月经垫，经期避免性生活；妊娠期，妊娠32周后适当减轻工作量，不值夜班及避免重体力劳动，保证足够的睡眠时间，勤洗澡，勤换内裤，不宜盆浴，可选用淋浴或擦浴，以防污水进入阴道，引起感染，每日用温水清洗外阴部，妊娠12周以内及32周以后均应避免性生活；产褥期，勤换内衣及床单，温水擦浴，保持外阴部清洁，禁止盆浴及性生活。

# 第五节　淋　病

淋病是指由淋病奈瑟球菌引起的泌尿、以生殖器黏膜的化脓性感染为主要表现的性传播疾病。该病也可侵犯眼、咽喉、直肠，甚至全身各脏器，引起相应的损害。淋病是我国最常见的性传播疾病，淋病患者数占性病患者总数的70%～85%。

## 一、病因

### （一）淋病通常经性接触传播

妇女常在数周或数月内为无症状带菌者，常在追踪其性接触者时被发现。男性同性恋者无症状的口咽或直肠感染也很常见。偶尔在异性恋男子的尿道也可发现感染。

### （二）青春期儿童的阴道或直肠淋病

青春期儿童的阴道或直肠淋病常为成年人性施虐所致，也可罕见于通过污物感染。

## 二、诊断

### （一）病史

有不正常性生活史。男性潜伏期为2~5天，女性潜伏期为10天以内。

### （二）症状

尿频、尿急、尿痛，外阴红肿热痛。脓性白带，有时有阴道出血。尿道旁腺或前庭大腺红肿，流出脓液。可有发热及下腹痛。上行感染时有子宫或下腹触痛，附件区肿胀或有包块。

### （三）妇科检查

妇科检查可见宫颈脓性分泌物，充血、糜烂、触痛。

### （四）宫颈棉拭子涂片检查

宫颈棉拭子涂片检查可见革兰氏阴性双球菌。取宫颈管或尿道口脓性分泌物淋病奈瑟球菌培养，为阳性。

## 三、鉴别

### （一）非淋菌性尿道炎

由沙眼衣原体和解脲支原体引起，分泌物涂片或培养检查有多核白细胞，无革兰氏阴性双球菌。

### （二）念珠菌性阴道炎

白带呈豆渣样或凝乳状，分泌物检查可找到真菌的微菌丝或芽孢。

### （三）滴虫性阴道炎

白带呈黄绿色，稀薄，泡沫状，有臭味，分泌物涂片悬滴检查可见滴虫。

### （四）非特异性阴道炎

分泌物涂片或培养可找到一般病原菌，但无淋球菌及滴虫、真菌。

## 四、治疗

### （一）治疗原则

淋病一旦确诊，应及早治疗，药量要足，治疗要彻底，性伴侣应同查同治，用物注意隔离、消毒，注意保护眼睛以防并发淋球菌性眼炎。

### （二）急性无并发症的淋病治疗

酌情选用下列一种药物，也可联合用药。

（1）普鲁卡因青霉素：480万U，分两侧臀部肌内注射，加服丙磺舒1g，口服。

（2）氨苄西林：3.5g，口服，加服丙磺舒1g，口服。

（3）阿莫西林：3.0g，口服，加服丙磺舒1g，口服。

（4）大观霉素：2.0g，每日2次，肌内注射。常用于产生青霉素酶的淋球菌。

（5）头孢曲松：250mg，每日1次，肌内注射。常用于产生青霉素酶的淋球菌。

（6）氧氟沙星：400~600mg，每日1次，口服，或诺氟沙星800mg，每日1次，口服。孕妇禁用。

（7）四环素：0.5 g，每日4次，口服，连服7天。孕妇及哺乳期妇女禁用。

（8）红霉素：0.5 g，每日4次，口服，连服7天。用于对青霉素过敏者。

### （三）有并发症的淋病治疗

酌情选用下列药物治疗。

（1）青霉素：960万U，每日1次，静脉滴注，至症状缓解后改用氨苄西林或阿莫西林0.5 g，每日4次，口服，连服10天。

（2）头孢曲松：250 mg，每日1次，肌内注射，共10天。播散性淋病则给予头孢曲松1 g，每12小时1次，静脉滴注，连用5天，后改为头孢曲松250 mg，每日1次，肌内注射，共7天。

（3）大观霉素：2 g，每日2次，肌内注射，连用10天。

（4）四环素：2 g，每日1次，静脉滴注，至症状缓解后改为四环素0.5 g，每日4次，口服，连用10天。用于对青霉素过敏者。

（5）盆腔脓肿形成者可采用手术治疗，脓肿切开引流、附件切除或子宫加附件切除。前庭大腺已形成脓肿，在应用抗生素的同时，应切开引流。

# 第六节　梅　毒

梅毒是由梅毒螺旋体引起的一种慢性、系统性性传播疾病。梅毒几乎可累及全身各器官，产生各种症状和体征，并可通过胎盘传染给胎儿，导致流产、早产、死胎和先天梅毒。

## 一、生物学特性

人类是梅毒螺旋体的唯一宿主。梅毒螺旋体在体外干燥条件下不易生存，且一般消毒剂及肥皂水即能将其杀死，但耐寒能力强。

## 二、传播途径

通过性接触直接传播是该病最主要的传播途径，占95%。未经治疗的患者在感染后1年内最具传染性，随病期延长，传染性越来越小，病期超过4年者传染性基本消失；少数患者经接触污染的衣物或接吻、哺乳等直接接触患者皮肤黏膜的方式而间接感染；个别患者还可通过输入有传染性梅毒患者的血液而感染；患梅毒的孕妇，梅毒螺旋体可通过胎盘感染胎儿，导致死胎或先天梅毒，新生儿亦可因分娩时通过软产道而被感染，但此种感染不属先天梅毒。

## 三、发病机制

梅毒螺旋体经由完整的黏膜表面或皮肤微小破损进入体内，在临床症状出现前，菌体即在感染局部繁殖，数小时后即可侵入局部淋巴结，2～3天经血液播散全身。潜伏期患者血液已具有传染性，通过血管内皮细胞间渗透是梅毒螺旋体血源性播散、到达机体各组织的机制。由淋巴细胞、巨噬细胞和浆细胞所组成的细胞浸润伴随不同程度的血管病变，是形成各期梅毒皮损及组织病理学相关的系统功能障碍的必要条件。

## 四、分期

梅毒分三期：一期、二期及早期潜伏梅毒属早期梅毒，病期在2年以内；三期及晚期潜伏梅毒属晚期梅毒，病期在2年以上。潜伏梅毒系指梅毒未经治疗或用药剂量不足，无临床症状，梅毒血清反应阳性，但没有其他可以引起梅毒血清反应阳性的疾病存在，脑脊液检查正常者。感染期限在2年以内为早期潜伏梅毒，2年以上为晚期潜伏梅毒。

## 五、临床表现

梅毒的发病是梅毒螺旋体与机体免疫力相互作用的复杂过程。随梅毒螺旋体与机体免疫力的消长，临床症状和体征时隐时现，表现多种多样，一般进展缓慢，病程长。

## （一）一期梅毒

生殖器溃疡（硬下疳）是一期梅毒最常见的表现。梅毒螺旋体经皮肤黏膜的破损处侵入机体，经过3周的潜伏期，在入侵部位形成硬下疳，此为一期梅毒。硬下疳可出现在外阴、阴道、宫颈、肛门、口唇、乳房等部位，初期为小红斑或丘疹，之后迅速破溃形成糜烂或溃疡。典型硬下疳为单发，1~2 cm大小，呈圆形或椭圆形，边缘稍高出皮面，表面呈肉红色的糜烂面或浅表溃疡，无痛，创面清洁，有浆液性渗出物（含有大量梅毒螺旋体）；病变周边及基底浸润明显，具软骨样硬度。硬下疳出现1~2周后局部淋巴结肿大，多为单侧，大小不等，较硬，无痛，不化脓，不破溃，不粘连。此时，机体产生的抗体可杀灭大部分梅毒螺旋体，硬下疳经2~8周可自然消失，不留痕迹或仅遗留浅表瘢痕。但由于梅毒螺旋体未被全部杀死，机体进入无症状的潜伏期，亦即一期潜伏梅毒。硬下疳初期，梅毒血清反应大多呈阴性，以后阳性率逐渐升高，硬下疳出现6~8周后，血清反应全部变为阳性。

## （二）二期梅毒

二期梅毒表现为皮肤梅毒疹，常伴有低热、不适和弥漫性无痛性淋巴结肿大。若一期梅毒未经治疗或治疗不规范，处于潜伏期的梅毒螺旋体可继续增殖，在硬下疳出现2~12周（多在6~8周）或感染后6~12周（多在7~10周），大量梅毒螺旋体通过血液循环达全身，引起二期早发梅毒，主要皮肤黏膜损害包括：①各种皮疹，常见于躯干、四肢，皮疹特点为多形性、对称、泛发。皮疹持续2~6周可自然消退。②扁平湿疣，多见于皮肤相互摩擦和潮湿的外阴及肛周。③梅毒性白斑，多见于颈部。④梅毒性脱发，呈虫蚀状，多发生于颞部。此外，尚可见骨关节损害、眼梅毒、神经梅毒、梅毒性心血管病等。此期血清学试验几乎100%呈阳性。此时大部分梅毒螺旋体又可被机体产生的抗体所杀灭，二期早发梅毒随即自然消退，机体再次进入无症状期，称二期潜伏梅毒。小部分进入潜伏期的梅毒螺旋体，在机体抵抗力下降时，可再次繁殖并进入血液循环，再现二期梅毒症状，称二期复发梅毒。

## （三）三期梅毒

三期梅毒主要表现为永久性皮肤黏膜损害，并可侵犯多种组织器官危及生命。早期梅毒未经治疗或治疗不规范，经3～30年潜伏期，15%～40%的潜伏梅毒患者最终发展成三期梅毒。主要表现为：①皮肤黏膜梅毒，对皮肤黏膜破坏性大，愈合后留有萎缩性瘢痕，表现为结节性梅毒疹、梅毒性树胶肿、近关节结节。②骨梅毒，表现为骨膜炎、骨髓炎、关节炎、腱鞘炎等。③眼梅毒，表现为虹膜炎、虹膜睫状体炎、视网膜炎、角膜炎。④晚期心血管梅毒，表现为主动脉炎、主动脉关闭不全、主动脉瘤。⑤晚期神经梅毒，表现为梅毒性脑膜炎、脑血管梅毒、麻痹性痴呆、脊髓痨、视神经萎缩。若梅毒未经治疗，感染后10～30年约10%的患者发生晚期心血管梅毒、10%的患者合并神经梅毒，晚期梅毒可以致命。

## 六、实验室检查

### （一）暗视野显微镜检查

暗视野显微镜用于检测早期梅毒皮肤黏膜病损处有无梅毒螺旋体。由于其苍白不易染色，普通显微镜难以发现。通过暗视野显微镜可观察螺旋体的特征性形态和运动方式，适用于有活动性溃疡的一期梅毒患者，特别是血清学反应阴性者。取皮肤黏膜损害处渗出物或淋巴结穿刺液于暗视野显微镜下可见梅毒螺旋体。典型的梅毒螺旋体呈白色发光，螺旋较密而均匀，运动性较强且有规律。当标本阳性时，在临床上可确诊梅毒。此方法快速、经济、操作简单，但受外界影响因素多，敏感度低。

### （二）梅毒血清学检查

梅毒螺旋体进入机体后产生两种抗体，非特异的抗心磷脂抗体（反应素）和抗密螺旋体特异抗体。

1. 非梅毒螺旋体抗原血清试验

非梅毒螺旋体抗原血清试验包括：①性病研究实验室试验（venereal disease research laboratory test，VDRL test）。②快速血浆反应素环状卡片试验（rapid plasma reagin circle card test）。③不加热血清反应素试验（unheated serum reagin test，USR test），目前此方法少用。原理是采用牛心脂质作为抗原检测受检者有无抗心磷脂抗体，也称反应素。梅毒螺旋体可破坏人体组织，产生一种抗原性心脂质，刺激机体产生反应素。操作简便，抗体滴度可反映疾病进展情况，敏感度高而特异性低，感染4周即可出现阳性，但可有假阳性。此方法检测一期梅毒阳性率为75%～85%，二期梅毒阳性率为100%，三期梅毒可有部分假阴性。

2. 梅毒螺旋体抗原血清试验

（1）梅毒螺旋体血凝试验（treponema pallidum hemagglutination assay，TPHA）。

（2）荧光密螺旋体抗体吸收试验（fluorescence treponemal antibody absorption test，FTA-ABS）。直接用经过处理的梅毒螺旋体作为抗原检测受检者是否存在特异性抗体，此方法具有快速、敏感、特异性强的特点，用于证实试验，但由于抗体存在时间长，抗体滴度与疾病活动无关，故不适用于疗效观察。

## （三）脑脊液检查

怀疑神经梅毒者应行脑脊液检查。多数神经梅毒患者脑脊液检查显示淋巴细胞不低于$10 \times 10^6$/L，蛋白量大于50 mg/dL，VDRL阳性。

## 七、诊断及鉴别诊断

诊断主要依据性病接触史、临床表现及实验室检查。若患者有性病接触史及典型的临床表现为疑似病例；若同时血清学试验阳性或暗视野显微镜检查发现梅毒螺旋体则为确诊病例；若脑脊液检查阳性为神经梅毒。一期梅毒硬下疳需要与生殖器疱疹、白塞综合征、外阴癌、宫颈癌鉴别。二期梅毒疹需要与尖锐湿疣、药疹鉴别。

## 八、治疗

至今为止，梅毒治疗仍以青霉素类药物为首选，用药要尽早、足量、规范。

## （一）早期梅毒（包括一、二期梅毒及早期潜伏梅毒）

苄星青霉素240万U，肌内注射（两侧臀部），1次/周，共2～3周；或普鲁卡因青霉素80万U，肌注，1次/天，共10～15天，总量800万～1 200万U。对青霉素过敏者改用盐酸四环素500 mg，口服，4次/天，共15天；或多西环素100 mg，口服，2次/天，共15天；忌服四环素者，服用红霉素500 mg，口服，4次/天，共15天。

（二）晚期梅毒（包括三期皮肤、黏膜、骨骼梅毒，晚期潜伏梅毒或不能确定病期的潜伏梅毒）及二期复发梅毒

苄星青霉素240万U，肌注（两侧臀部），1次/周，共3次，总量720万U；或普鲁卡因青霉素80万U，肌注，1次/天，共20天，也可根据情况，2周后进行第二个疗程。对青霉素过敏者，可用盐酸四环素500 mg，口服，4次/天，共30天；或多西环素100 mg，口服，2次/天，共30天；或红霉素500 mg，口服，4次/天，共30天。

（三）性伴侣的治疗

性伴侣应进行梅毒的检查及治疗，治疗期间禁止性生活。患者在首剂治疗过程中由于大量梅毒螺旋体被杀灭，产生并释放异性蛋白质，可能有头痛、发热、肌肉痛等症，称吉海反应。

## 九、随访

梅毒经充分治疗后，应随访2～3年。第1年每3个月随访1次，以后每半年随访1次，包括临床及非梅毒螺旋体抗原血清试验。若在治疗后6个月内血清滴度下降达不到原来的4倍，应视为治疗失败或再感染，除重新加倍治疗外，还应考虑做脑脊液检查，以观察有无神经梅毒。多数一期梅毒在1年内、二期梅毒在2年内血清学试验转为阴性；少数晚期梅毒血清非梅毒螺旋体抗体滴度低水平持续3年以上，可判为血清固定。

## 十、治愈标准

治愈标准包括临床治愈及血清治愈。一期梅毒（硬下疳）、二期梅毒及三期梅毒损害消退、症状消失为临床治愈。若抗梅毒治疗后2年内，梅毒血清学试验由阳性转为阴性，脑脊液检查阴性为血清治愈。

## 十一、妊娠合并梅毒

（一）梅毒对妊娠的影响

梅毒对妊娠与胎儿的危害很严重。梅毒螺旋体可通过胎盘感染胎儿引起死胎、流产、早产或胎儿生长受限。妊娠16～20周梅毒螺旋体可播散到胎儿的所有

器官，引起肺、肝、脾和骨等病变。各期梅毒均可传给胎儿。妊娠合并早期梅毒，胎儿的感染率达100%。患晚期潜伏的梅毒孕妇，虽性接触已无传染性，仍有10%的机会传给胎儿。

## （二）孕期筛查

所有孕妇均应在初次产科检查时做梅毒血清学筛查。有高危因素者（单亲、患STI、贫困、无业、吸毒者、无充分的产前保健或虽做产前保健却未做梅毒血清筛查者）应在妊娠末期或分娩期重复检查。

## （三）治疗

以青霉素为首选，要早期、足量、正规使用，追踪观察，彻底治疗。妊娠梅毒的治疗有双重目的：一是治疗孕妇，二是预防或减少先天梅毒的发生。

妊娠期梅毒不同病期的治疗基本与非孕期相同，但应注意以下几点。

1. 赫氏反应

一期梅毒的所有孕妇和二期梅毒的半数孕妇均有此反应，故必须住院治疗。同时，还可出现宫缩、胎动减少和胎心异常等。治疗前口服泼尼松可减轻反应。

2. 对青霉素过敏孕妇，最好的办法仍是脱敏治疗，但一定要在有急救措施的医院内进行。

3. 影响先天梅毒的因素主要有感染时的孕周，梅毒的期别，治疗时的孕周，距分娩的时间。故发现妊娠期梅毒后应尽早治疗。

4. 随诊

驱梅治疗后一定要随诊血清滴度至少2年。孕妇治疗后每月应检测RPR或VDRL的滴度直至分娩。如滴度持续升高3个月，或滴度增加4倍，或再次出现一、二期病灶，则应再行驱梅治疗。治疗后2年内尽量不妊娠。

# 第七节　生殖器疱疹

生殖器疱疹是由单纯疱疹病毒引起的性传播疾病。单纯疱疹病毒有两型：单纯疱疹病毒Ⅰ型和单纯疱疹病毒Ⅱ型。生殖器疱疹的病原体90%为单纯疱疹病毒Ⅱ型。

## 一、病因

### （一）单纯疱疹病毒Ⅰ型

单纯疱疹病毒Ⅰ型通过呼吸道、皮肤和黏膜密切接触传染，主要引起口唇、咽、眼及皮肤感染，少数（约10%）亦可引起生殖器感染。

### （二）单纯疱疹病毒Ⅱ型

单纯疱疹病毒Ⅱ型则是生殖器疱疹的主要病原体（90%），存在于皮肤和黏膜损害的渗出液、精液、前列腺分泌液、宫颈及阴道分泌液中，主要通过性传播，引起原发性生殖器疱疹。

### （三）原发性生殖器疱疹

原发性生殖器疱疹消退后，残存的病毒经周围神经沿神经轴长期潜存于骶神经节，当机体抵抗力降低或在某些激发因素如发热、受凉、感染、月经、胃肠功能紊乱、创伤等作用下，可使体内潜伏的病毒被激活，导致复发。人类是疱疹病毒的唯一宿主，该病毒离开人体就不能生存，紫外线、乙醚及一般消毒剂均可使之灭活。

## 二、诊断

### （一）临床特点

（1）症状

在阴道、宫颈及大小阴唇等处的黏膜上出现孤立性小水疱，破溃后形成糜烂或浅溃疡，然后结痂愈合，遗留暂时性色素沉着。自觉症状轻微，微痒或灼热，无明显全身症状。

（2）有自限性，一般1~2周可自愈。

（3）易复发。

### （二）刮片检查

在水疱底部做细胞刮片，用直接免疫荧光技术或常规染色，可找到病毒抗原或嗜酸性包涵体。

### （三）病原体培养

取阴道分泌物培养，在24~48小时即可分离病毒，做出诊断。

### （四）血清学检查

单纯疱疹病毒急性期和康复期的血清抗体滴度较高，血清学检查在潜伏感染时或大批普查时均是有用的诊断方法。

## 三、鉴别

### （一）硬下疳

硬下疳呈圆形或椭圆形的红斑或硬结，直径为1~2 cm，边界清楚，周围堤状隆起，基底平整，呈肉红色。上有少量浆液渗出物，内含大量梅毒螺旋体。梅毒血清学试验阳性。

### （二）软下疳

溃疡较深，边缘不整齐，溃疡表面分泌物多，周围可有卫星状病变。

## （三）白塞综合征

白塞综合征无传染性，大部分患者可有口腔、生殖器溃疡，这种溃疡较大且深，溃疡大小不一，数量较多，持续时间长，常同时或相继发生眼睛、口腔黏膜皮损，且常伴头痛、头晕、意识障碍、精神异常等中枢神经系统症状。

## 四、规范化治疗

1. 局部治疗

保持外阴清洁干燥，防止感染。

（1）1∶5 000高锰酸钾溶液：坐浴，每日2次，每次15～20分钟。

（2）过氧化氢：抹洗患处，每日2～3次。

（3）1%甲紫溶液：外涂患处，每日1次。

（4）0.1%碘苷：湿敷患处，每日1次。

（5）5%阿昔洛韦软膏：外涂患处，每日1次。

（6）40%氧化锌油20 g加氯霉素注射液0.25 g混合；外涂患处，2～3克/天。

2. 全身用药

（1）阿昔洛韦：每次200 mg，每日5次，口服，连用7～10天。

（2）阿糖胞苷：0.3～2 mg/kg，静脉滴注，连用5天。

（3）聚肌苷酸-聚胞苷酸：每次1～2 mg，肌内注射，每周2～3次。

（4）转移因子：每3天注射2 mg，连续4～6周。

（5）左旋咪唑：每次50 mg，每日3次，口服。连服3～7天。

# 第八节　尖锐湿疣

尖锐湿疣（condyloma acuminatum）是由人乳头瘤病毒（human papilloma virus，HPV）在两性生殖器、会阴或肛门周围等皮肤黏膜所致的病毒感染，主要经性接触传播，或经与污染的物品如内裤、浴盆、浴巾等密切接触传播，胎儿经感染的产道传播。我国尖锐湿疣的发病逐年上升，已居性传播疾病的第三位，并仍有扩大蔓延的趋势。此外，研究表明，尖锐湿疣的慢性感染直接导致了宫颈癌的发病，对此应引起重视。

## 一、病史采集

### （一）现病史

在阴道口、肛周、会阴和阴阜出现单个或多个散在或密集成片的小丘疹，逐渐发展为指头或栗子大小。皮损可孤立存在，也可互相融合形成大片肿块，皮损间的裂隙内可溢出有臭味的分泌物。患者多无不适，若合并感染，可有痒痛感。

### （二）过去史

有不洁性交史，配偶有感染史。

## 二、体格检查

对于大多数典型的尖锐湿疣，肉眼就可以诊断。症状表现为在生殖器、会阴、肛门等经常发生尖锐湿疣部位出现乳头状、蒂状、指状、鸡冠状、半球状、菜花状或鸡冠状增生物，表面为灰白色密集颗粒。

## 三、辅助检查

对于肉眼不能确诊的病变，可以采用醋酸白试验或阴道镜检查。

（1）醋酸白试验的具体做法是，在病变部皮肤处涂上5%醋酸，3~5分钟后，可疑部位的皮肤若变白，表明该处可能有HPV感染。醋酸白试验的敏感性很高，特异性较低，故仅对病变区域有提示作用，没有确诊作用。

（2）对于阴道、宫颈上的病变，可以在阴道镜指引下进行活检。也可以先涂上醋酸后，再在阴道镜指导下进行活检，阳性率较高。

（3）病理组织学检查有较大的诊断价值，目前是诊断尖锐湿疣的基本方法和标准。在显微镜下，尖锐湿疣部位的上皮呈假性上皮瘤样增生。表皮角化不全，细胞核增大，浓染，有不典型增生倾向。棘层肥厚，皮突延长。基底细胞也增生，层次增多。表皮各层内可见特征性挖空细胞。挖空细胞体积大，核大深染或双核，核固缩或不规则，核周有空晕，呈环状，核周胞浆淡、空化或有少许细丝状结构。真皮层有血管周围炎性细胞浸润。绝大多数病变经组织学检查都可以确诊。

（4）HPV感染和宫颈癌的发生密切相关，因此对于尖锐湿疣患者应当定期进行宫颈刮片检查，以期早期发现宫颈癌变。

## 四、诊断

### （一）病史

患者可能有不洁性交史或配偶感染史，在阴道口、肛周、会阴和阴阜可有小丘疹、瘙痒、分泌物增多等。

### （二）临床表现

在阴道口、肛周、会阴和阴阜发现形状为蒂状、指状、鸡冠状、半球状，表面为灰白色密集颗粒的增生物，状如菜花。

### （三）辅助检查

①阴道脱落细胞涂片呈特征性变化。②阴道镜检查见疱状、山峰状、结节状指样隆起。③病理组织学检查可见典型表现。

## 五、鉴别诊断

### （一）外阴肛周恶性肿瘤

外阴肛周恶性肿瘤皮损体积大，呈肿块状，多态性浸润，病理检查有核异形变。

### （二）扁平湿疣

扁平湿疣好发于肛周及会阴等皱褶潮湿部位，其丘疹密集成片，表面潮湿，刮取液镜检查到大量梅毒螺旋体，梅毒血清试验阳性。

### （三）绒毛状小阴唇

绒毛状小阴唇又称女阴假性湿疣，皮损多发于小阴唇内侧，对称分布，大量密集，如针头大小，醋酸白试验阴性。

## （四）其他疣

其他也有扁平疣、寻常疣、传染性软疣等发生于外阴部，但多伴有身体其他部位的皮损。

# 六、治疗

## （一）一般治疗

现在主要使用干扰素或其类似药物对尖锐湿疣进行治疗。干扰素具有调节免疫功能、抗增殖和抗病毒的作用，可在皮损内、肌内及皮下注射，每次100万～300万U，一周3次，10次为一疗程。在局部治疗的基础上，加用干扰素全身治疗，可以提高疗效、降低复发率。

## （二）药物治疗

1. 三氯乙酸

传统的方法是使用三氯乙酸对局部病变进行腐蚀。其作用机制是使蛋白质沉淀而杀死细胞，使疣体脱落，临床常用50%三氯乙酸溶液外擦，每周一次，3次为一疗程，可重复用药2～3个疗程。对微小的病变效果非常好。

2. 鬼臼毒素

鬼臼毒素是传统的治疗药物，其作用机制是抑制受HPV感染细胞进行有丝分裂，有致畸作用，所以禁止用于孕妇。只能治疗病变较小的疣，对于大的、融合成片的病变无效。临床用0.5%酊剂，每日2次外用，连续3天，停用4天，为一疗程，可用1～3个疗程。

3. 5-氟尿嘧啶（5-FU）

5-FU在治疗HPV感染方面被广泛地认同和接受，最大的优点就是既可以用于阴道内，也可以外用，能用于较大面积的病变，减少亚临床复发。在药理机制上，它是抑制HPV病毒的脱氧核糖核酸（deoxyribonucleic acid，DNA）合成酶，选择性地抑制病毒DNA的合成。有5%霜剂和2.5%溶液两种剂型，每日2次外用，7天为一疗程。不能用于孕妇。

## （三）手术治疗

对于体积大、孤立的尖锐湿疣病变，可以手术切除病变。但是当病变广泛或妊娠时，也有困难。因为病变广泛或妊娠期时，血管增加，血液供应丰富，手术会引起失血过多、术后水肿。因为激光治疗在治疗尖锐湿疣方面更加优越，所以有条件时，最好选用激光治疗。

## （四）其他治疗

1. 激光治疗

在治疗生殖道HPV病变方面，二氧化碳激光是一个有利的工具。其优点是准确性高，可以去除面积较大的病灶，治疗阴道上部和宫颈病变。激光治疗具有痛苦小、瘢痕少、愈合时间短等优点。

2. 冷冻治疗

冷冻治疗的优点在于它不会使母婴双方产生任何并发症，并且不需要麻醉，但复发率高。

3. 电凝与微波治疗

电凝与微波治疗属于局部治疗方法，前者主要用于治疗病灶比较小的尖锐湿疣，其原理与外科手术刀汽化切除病灶的原理一样；后者的适用范围与前者基本相同，但主要是利用微波产生的高热，凝固局部的病变组织，使病变部位的组织蛋白质凝固、变性和坏死。这两种方法与激光治疗一样，对肉眼看不到的亚临床感染病灶都无法进行治疗。对于妊娠合并尖锐湿疣的患者，比较小的病灶也可以使用电凝或微波进行治疗。

# 第九节 艾滋病

## 一、病因及传播

艾滋病亦称获得性免疫缺陷综合征，是由人类免疫缺陷病毒（HIV）引起的一种以人体免疫功能严重损害为临床特征的高度传染性疾病，患者机体完全丧失抵御各种微生物侵袭的能力，极易遭受各种机会性感染及多种罕见肿瘤，死亡率极高，确诊后1年病死率为50%。HIV是一种反转录病毒，即一种含核糖核酸（ribonucleic acid，RNA）的病毒，它能将遗传物质转移到宿主细胞的DNA中去。HIV结构简单，有一个被内部的基质蛋白（P18）包裹的核，其外再被一层糖蛋白膜所包裹，其中被称作信封蛋白的gp120负责封闭辅助淋巴细胞（$CD_4^+$）受体，促使HIV感染淋巴细胞。这一蛋白具有高度的可变性，因此可逃避免疫监视。

HIV主要存在于人类的血液、体液、精液、眼泪、唾液、阴道分泌物、胎盘和乳汁中，故其主要传播途径为：①通过性关系直接传播（异性恋、同性恋）。②感染HIV的注射器和血液制品的血行传播。③母婴通过胎盘垂直传播，分娩时经阴道传播和出生后经母乳传播等途径。

## 二、流行病学

HIV感染是目前世界范围内流行最严重的性传播疾病，在美国自1981年6月正式报告第1例艾滋病患者以来，10年间，异性接触感染率由1.9%上升至9.0%，感染AIDS的妇女数量上升了近3倍，每年有7 000例HIV阳性孕妇分娩，其中1 000～2 000名新生儿因垂直传播而感染HIV。

在非洲，东非和中非是最大的流行区域，有20%～30%的孕妇感染；在亚洲，泰国HIV感染率最高，泰国孕妇感染率为8%，有25.7%的垂直传播率。非洲的绝对感染数最高，亚洲的感染率上升最快。今后亚洲将是继非洲之后又一

AIDS严重流行地区。

## 三、临床表现

最初感染HIV时，超过半数的人有类似普通感冒的症状出现，多易被忽视而成为HIV携带者。AIDS潜伏期不等，儿童最短，妇女最长。小于5岁的儿童潜伏期为1.97年，大于5岁者平均为6.23年。男性潜伏期为5.5年，女性潜伏期可长达8年。

AIDS早期常无明显异常，部分患者早期有原因不明的淋巴结肿大，以颈、腋窝最明显，而成为AIDS先兆。

AIDS发病后，HIV对宿主免疫系统，特别是细胞免疫系统的进行性破坏，造成宿主免疫缺陷而致病。多为全身性、进行性病变，主要表现在以下几个方面。

### （一）机会性感染

本病突出的特征是感染的范围广，发生频率高，引起感染的病原体多是正常宿主中罕见的、对生命有威胁的，与患者有限的免疫反应及无能力控制感染相符合，主要类型有4种。

1. 肺型

肺孢子菌肺炎占51%，是致死性感染，最常见，其他感染源为巨细胞病毒、真菌、新型隐球菌及分枝杆菌，主要表现为发烧、咳嗽、胸痛、呼吸困难、排痰。

2. 中枢神经型

脑脓肿、脑炎、脑膜炎等由鼠弓形体、新型隐球菌、白念珠菌等引起，表现为头痛、人格改变、意识障碍、局限性感觉障碍及运动神经障碍。

3. 胃肠型

常由新型隐球菌、鞭毛虫、阿米巴、分枝杆菌引起，主要表现为慢性腹泻，每日大便由数次至数十次，排粪量大于3 000 mL，伴有腹痛，吸收不良，体重下降，严重者因腹泻导致电解质紊乱，酸中毒死亡。

4. 发热型

发热型为原因不明的发烧、乏力、不适、消瘦。骨髓、淋巴结、肝活体组织检查证实为鸟型结核分枝杆菌的细胞内感染。

AIDS患者的条件性感染可能是一种致病菌接着另一种致病菌的连续感染，也可能是多种病原体的重复混合感染。

## （二）恶性肿瘤

在欧美30%以上患者患卡波西（Kaposi）肉瘤，表现为广泛的红褐色或蓝色的斑疹、结节或斑块，半数胃肠黏膜受累，全身淋巴结肿大，多于20个月内死亡，患者往往伴有机会性感染。恶性肿瘤中还包括未分化非霍奇金B细胞淋巴瘤、原发中枢神经系统淋巴瘤、口或直肠的鳞状细胞癌等。

## （三）皮肤表现

1. 真菌感染

口腔、咽、食管、腹股沟、肛周念珠菌及真菌感染。

2. 病毒感染

多核巨细胞病毒所致的慢性、溃疡性肛门周围疱疹及人乳头瘤病毒引起的肛门周围巨大尖锐湿疣。

3. 细菌感染

AIDS 患者皮肤对葡萄球菌及链球菌极易感染，也可引起隐球菌性播散性感染。

4. 非感染性

非感染性皮肤表现为多发性瘢痕及溃疡，脂溢性皮炎，紫癜等。

上述各种临床表现中，以肺孢子菌肺炎、卡波西肉瘤、中枢神经并发症、慢性腹泻最易危及生命，在欧美以卡波西肉瘤及肺孢子菌肺炎最多见。在非洲以腹泻、消瘦、真菌感染、播散性结核、中枢神经系统弓形体病较多。

# 四、HIV与妇产科的关系

## （一）HIV与性传播疾病（STD）、妇科病

在感染HIV的妇女中，无症状的HIV感染常被一般的妇科症状掩盖，从而被临床医师忽视。当HIV感染加重时，淋巴细胞亚群中$CD_4^+$细胞明显下降，低于$50/mm^3$，患者可有无法解释的大量阴道分泌物，严重的阴道疼痛和阴道溃疡。

STD与AIDS的关系已引起人们的关注，其原因是STD有利于HIV传播，而HIV又易增加STD的发生，文献报道淋球菌与HIV感染有明显相关性。HIV阳性妇女易反复发生生殖道真菌和病毒感染。HIV感染加速了宫颈上皮内瘤变的发展，文献报道显示，HIV阳性妇女宫颈癌发病率明显高于普通人群。患宫颈癌的HIV阳性者中，肿瘤的发展速度也明显增加。为此，1992年美国疾病控制中心将浸润性宫颈癌纳入AIDS监测范围之内。

## （二）HIV与妊娠

HIV对妊娠的影响十分不利，可引起流产、早产、低体重儿，死胎，但关于胚胎病（embryopathy）和先天畸形（congenital deformity）尚未见报道。HIV感染可增加自然流产率，可能是由于HIV感染者的蜕膜免疫细胞发生变化，进而影响胚胎着床和滋养细胞层生长发育，导致流产。HIV感染及不正常的胎盘功能引起的胎儿宫内发育迟缓可致低体重儿。感染进程的发展可引起绒毛膜羊膜炎，导致胎膜早破及宫内死胎。

## （三）HIV的垂直传播

HIV的垂直传播与HIV病毒的量和母亲的免疫功能状况有关，垂直传播率为15%~35%，妊娠期以下列三阶段易引起垂直传播：①孕20周至孕40周。②分娩过程中。③母乳喂养期。

（1）分娩前后血清中HIV RNA水平与垂直传播明显相关，当病毒RNA＞50 000 cp/mL时，常可导致垂直传播的发生，而病毒RNA＜20 000 cp/mL时，其传播率减少。也与母体免疫状况有关，当$CD_4^+$计数小于200/mm³时，易发生垂直传播，$CD_4^+$计数大于500/mm³时，传播概率明显减少。此外，妊娠期损伤性检查，如经腹羊膜腔穿刺或羊膜镜检查，均与HIV传播有关。

（2）约2/3的HIV垂直传播发生在分娩时，此时产道出血，胎儿暴露于母血中。此外胎盘剥离，使HIV通过胎盘导致感染，胎膜破裂时间与HIV垂直传播呈正相关。对于剖宫产是否能降低HIV感染率，目前尚有争论。但对于分娩时大出血、羊膜破裂持续时间及早产与HIV在分娩时传播有关，多数人已达共识。传播与分娩状态关系的研究还表明，分娩时HIV不仅通过胎盘垂直传播，而且可经上行途径感染。

（3）产后HIV传播主要通过母乳喂养，HIV阳性母亲的母乳喂养可使HIV的感染率增加7%~22%。

## 五、诊断

（1）早期患者可有外周血白细胞计数降低，中性粒细胞降低及淋巴细胞升高，结核菌素试验呈无反应状态。

（2）AIDS的免疫缺陷主要表现在细胞免疫系统中，T细胞的两种主要亚群，辅助/诱导淋巴细胞（$CD_4^+$）减少及抑制/细胞毒性淋巴细胞（$CD_8^+$）的升高，以及$CD_4^+$/$CD_8^+$比值的降低。正常人的$CD_4^+$细胞计数应大于$1\ 000/mm^3$。在临床前期无症状患者，每天要有上百万的病毒被复制和消灭，大量淋巴细胞被破坏和消耗，因此当$CD_4^+$<500/mL，便逐渐出现AIDS症状。B细胞系统被激活，表现为IgA、IgM及IgG升高。

（3）在感染初期P24抗原试验和PCR检测HIV-RNA可阳性，但因抗体尚未产生，酶联免疫吸附试验（enzyme linked immunosorbent assay，ELISA）和蛋白质印迹法检测结果呈阴性。

（4）抗体检测要在感染后2~6个月才出现阳性，ELISA常为筛选试验，当结果阳性时，需用蛋白质印迹法判定HIV抗原和抗体结合带，来确定诊断。

（5）对HIV血清学（+）或病毒学（+）患者定为HIV携带者，当确诊有下列疾病之一时，可诊为AIDS：①播散性组织胞浆菌病；②隐孢子虫病引起的腹泻；③支气管或肺念珠菌感染；④弥漫性或未分化的非霍奇金淋巴瘤；⑤年龄小于60岁，组织学证实为淋巴肉瘤；⑥小于13岁，组织学上证实有慢性淋巴样间质性肺炎；⑦在诊断AIDS为标志的条件性感染后3个月，发生恶性霍奇金淋巴瘤。

## 六、治疗

无特效药，多为对症治疗，主要治疗目标是攻击、破坏HIV及纠正、改善宿主免疫缺陷。

### （一）抗病毒药物

苏拉明及利巴韦林。

（二）α干扰素

α干扰素治疗卡波西肉瘤效果是暂时的。

（三）免疫刺激剂

白细胞介素-2，γ干扰素，免疫球蛋白。

# 第二章　妇科内分泌疾病

## 第一节　原发性痛经

痛经指月经来潮时，出现小腹痉挛性疼痛，是妇女常见的一种症状。根据痛经出现的时间，可将其分为原发性痛经和继发性痛经两种。原发性痛经指的是从月经初潮时即出现痛经症状并在以后每次来潮时均出现反复疼痛；继发性痛经是指在女性初潮后一段时间再出现痛经的情况，常并发于子宫内膜异位症。

### 一、病因

原发性痛经的发生主要与经期子宫内膜合成和释放的前列腺素（prostaglandin，PG）增加有关，同时也受精神神经因素影响，如精神过度紧张、敏感、劳累、受寒、生活习惯突然改变、健康状态不良等，可以引起子宫的痉挛性收缩，导致痛经。子宫内膜整块剥脱，由排出不畅引起的痉挛性收缩导致的痛经，称膜样痛经。

### 二、临床表现

从初潮开始，每次月经来潮即感小腹坠胀与痉挛性疼痛，严重者伴恶心、呕吐、肛门坠胀，疼痛可放射至后背部与大腿内侧，经量增加后疼痛方能缓解。妇科检查常无异常发现。

# 三、治疗

## （一）一般治疗

进行体育锻炼，增强体质。平日注意生活规律，劳逸结合，保持适当营养及充足睡眠。重视月经生理的宣传教育，通过解释说服，消除患者恐惧、焦虑及精神负担。加强经期卫生，避免剧烈运动、过度劳累和防止受寒。

## （二）抑制排卵

如患者愿意控制生育，则口服避孕片（复方炔诺酮片或复方甲地孕酮片）为治疗原发性痛经的首选药物。应用口服避孕药物，90%以上症状可获得缓解，可能由于内膜生长受到抑制，月经量减少，PG量降到正常水平以下导致子宫活性减弱。治疗可试服3~4个周期，如疗效满意，可继续服用；如症状改善不明显，可适当加用前列腺素类（prostaglandins，PGs）合成抑制剂。由于要在整个月经周期用药，而发生效应仅在周期末1~2天，除非需要同时避孕。一般不受患者欢迎。

## （三）前列腺素合成抑制剂（prostaglandin synthesis inhibitor，PGSI）

对不愿避孕的患者，则宜选择PGSI，它抑制内膜的PGs合成，显著降低子宫收缩的振幅和频度，但不影响下丘脑-垂体-卵巢轴（H-P-O轴）功能，也不会发生像口服避孕药那样的代谢性不良反应，只要在疼痛发作前开始服用，持续2~3天即可，为其最大优点。但需要试用一个阶段，来确定每个人疗效最满意的药物种类及最适宜的剂量。试用调整阶段有时可长达半年。常用的PGSI按其化学结构可分为如下几类。

（1）吲哚吲唑类：如吲哚美辛、苄达明，25 mg，口服3~6次或50 mg，一日3次。

（2）灭酸类：甲芬那酸，商品名扑湿痛，初次剂量500 mg，以后250 mg，6~8小时1次；氯芬那酸，商品名抗炎灵；氟芬那酸，初次剂量400 mg，以后200 mg，6~8小时1次。

（3）苯丙酸衍生物：对异丁苯丙酸，通用名布洛芬，400 mg，每日4次，甲氧萘丙酸，通用名萘普生，首次剂量500 mg，以后250 mg，6~8小时1次。

（4）保泰松类：保泰松或羟基保泰松，首次剂量200 mg，以后100 mg，6~8小时1次。

上述四类药物都能很快吸收，在月经来潮的48小时内服用即可，但因月经来潮时间常有差异，一般宜在月经的前3天给药，以保证疗效，缓解率在70%左右。如将上述药物更换使用，有效率可达90%，有消化道溃疡及对上述药物过敏者禁忌。不良反应较轻微，多数均能耐受。其中，只有吲哚美辛肠道反应发生率较高，还可发生头晕、疲乏虚弱感、头痛等症状，以致中途停药者甚多。灭酸类或苯丙酸衍生物一类药物，尤其萘普生作用持续时间长，其钠盐在血中迅速达到高值，因而发生作用快，不良反应也小，为目前临床最多选用之药物。

PGSI用量较大时，偶尔出现较严重不良反应，故应注意，必要时停止用药。已知不良反应有如下几点。

（1）胃肠道症状：消化不良、胃灼痛、恶心、腹痛、便秘、呕吐、腹泻及消化道出血所致的黑粪症。

（2）中枢神经症状：头痛、头昏、晕眩、视力模糊、听力障碍、烦躁、抑郁、倦怠及嗜睡。

（3）其他症状：皮疹、水肿、支气管痉挛、液体潴留、肝肾功能损害（氨基转移酶升高、黄疸、蛋白尿、血尿）。

## （四）β-受体兴奋剂

通过β兴奋肌细胞膜上+受体，活化腺苷酸环化酶，转而提高细胞内环腺苷酸（cyclic adenylic acid）含量。一方面，促进肌质网膜蛋白磷酸化，加强钙离子（$Ca^{2+}$）的结合；另一方面，抑制肌球蛋白轻链激酶活性，导致子宫肌松弛，痛经得到迅速缓解，但同时有增快心率、升高血压之不良反应。

近年临床应用单独兴奋子宫β受体之药物，不良反应显著减少。常用的β-受体兴奋剂有：羟甲叔丁肾上腺素，药品通用名沙丁胺醇；特布他林，商品名间羟舒喘宁。给药方法有口服、气雾吸入、皮下、肌内注射及静脉给药等。

在剧烈疼痛时宜用注射法：沙丁胺醇0.1~0.3 mg，静注或特布他林0.25~0.5 mg，皮下注射，4~8小时1次。中、轻度疼痛可口服，沙丁胺醇2~4 mg/6 h或特布他林2.5~5 mg/8 h，亦可气雾吸入0.2~0.25 mg，2~4小时1次。以气雾吸入较好，用药量少且起效迅速。气雾吸入时应注意以下几点。

（1）先大口把气呼完。

（2）开始深吸气时，把药液吸入。

（3）吸气完屏气3～4秒。

（4）卷唇将气慢慢呼出。

常用量为每次吸入2口，可维持4～6小时。由于一般反映对β-受体兴奋剂疗效不太满意，且有心悸、颤抖等不良反应，因而该方法未能被普遍采用。但是气雾法应用方便、作用迅速，仍可一试。

## （五）钙通道阻断剂

该类药物干扰$Ca^{2+}$透过细胞膜，并阻止$Ca^{2+}$由细胞内库存中释出而松解平滑肌收缩，为心血管疾病治疗的一项重要进展。应用硝苯地平20～40 mg治疗原发性痛经。给药后10～30分钟子宫收缩减弱或消失，肌肉收缩振幅、频率、持续时间均下降，基础张力减少，同时疼痛减轻，持续5小时，无特殊不良反应。

## （六）维生素$B_6$及镁–氨基酸螯合物

利用维生素$B_6$促进镁离子（$Mg^{2+}$）透过细胞膜，增加胞浆内$Mg^{2+}$浓度之作用，来治疗原发性痛经。每日200 mg，4周后可见红细胞镁含量显著增加。亦可与镁–氨基酸螯合物合用，每种各100 mg，每日服2次，治疗4～6个月，痛经的严重程度及持续时间均呈进行性下降。

## （七）中医中药治疗

中医学对痛经的认识主要是气血运行不畅，不通则痛。气滞血瘀者以血府逐瘀汤为主，如桃红四物汤可活血化瘀，寒凝淤滞者常用处方为温经汤，气血不足者常用十全大补汤。中成药有桂枝茯苓丸或桃仁承气汤，每日5 g，分次于早、晚餐前30分钟服用，连续30天。有人报道缓解率可达80%，未发现有消化道症状及皮疹等不良反应。用穴位敷贴"痛经膏"效果甚好，还可用针灸的方法进行穴位注射。

# 第二节　经前期综合征

经前期综合征（premenstrual syndrome，PMS）又称经前紧张症（premenstrual tension，PMT）或经前紧张综合征（premenstrual tension syndrome，PMTS），是育龄妇女常见的问题。PMS是指月经来潮前7～14天（在月经周期的黄体期），周期性出现的躯体症状（如乳房胀痛、头痛、小腹胀痛、水肿等）和心理症状（如烦躁、紧张、焦虑、嗜睡、失眠等）的总称。PMS症状多样，除上述典型症状外，自杀倾向、行为退化、嗜酒、工作状态差，甚至无法工作等也常出现于PMS。PMS临床表现复杂且个体差异巨大，因此诊断的关键是症状出现的时间及严重程度。PMS发生于黄体期，随月经的结束而完全消失，具有明显的周期性，这是区分PMS和心理性疾病的重要依据。上述心理及躯体症状，只有达到影响女性正常的工作、生活、人际交往的程度才称为PMS。

## 一、病因与发病机制

近年研究表明，PMS病因涉及诸多因素的联合，如社会心理因素、内分泌因素及神经递质的调节等。但PMS的准确机制仍不明，一些研究结果尚有矛盾之处，进一步的深入研究是必要的。

### （一）社会心理因素

情绪不稳定及神经质、特质焦虑者容易体验到严重的PMS症状。应激或负性生活事件可加重经前症状，休息或放松可减轻之，均说明社会心理因素在PMS的发生或延续上发挥作用。

### （二）内分泌因素

1. 孕激素

英国妇产科学家道尔顿（Dalton）推断PMS是由于经前孕酮不足或缺失，因此应用孕酮治疗可以获得明显效果。然而，相反的报道则发现PMS妇女孕酮水平升高。哈马尔巴克（Hammarback）等对18例PMS妇女连续两个月逐日测定血清雌二醇和孕酮，发现严重PMS症状与黄体期血清中的这两种激素水平高相关。孕酮常见的副反应有心境恶劣和焦虑等。

这一疾病仅出现于育龄女性，青春期前、妊娠期、绝经后期均不会出现，且仅发生于排卵周期的黄体期。给予外源性孕激素可诱发此病，在激素替代治疗（hormone replacement therapy，HRT）中使用孕激素建立周期引发的抑郁情绪和生理症状同PMS相似。曾患有严重PMS的女性，行子宫加双附件切除术后给予HRT，单独使用雌激素不会诱发PMS，而在联合使用雌激素和孕激素时PMS复发。相反，卵巢内分泌激素周期消失，如双卵巢切除或给予促性腺激素释放激素激动剂（GnRH-a）均可抑制原有的PMS症状。因此，卵巢激素尤其是孕激素可能与PMS的病理机制有关，孕激素可增加女性对甾体类激素的敏感性，使中枢神经系统受激素波动的影响增加。

2. 雌激素

（1）雌激素降低学说：正常情况下雌激素有抗抑郁效果，经前雌激素水平下降可能与PMS，特别是经前心境恶劣的发生有关。亚诺夫斯基（Janowsky）强调雌激素波动（中期雌激素明显上升，继之降低）的作用。

（2）雌激素过多学说：持此说者认为雌激素水平绝对或相对高，或者对雌激素的特异敏感性可招致PMS。莫顿（Morton）报告给妇女注入雌激素可产生PMS样症状。巴克斯特伦（Backstrom）和卡滕森（Cartenson）指出，具有经前焦虑的妇女，雌激素与孕酮比值较高。雌激素和孕激素比例异常可能与PMS发生有关。

3. 雄激素

拉梅耶（lahmeyer）指出，妇女雄激素来自卵巢和肾上腺。在排卵前后，血中睾酮水平随雌激素水平的增高而上升，且大部分雄激素来自肾上腺，故于围经期并不下降，其时睾酮/雌激素及睾酮/孕激素之比处于高值。睾酮作用于脑可增强两性的性驱力和攻击行为，而雌激素和孕酮可对抗之。经前期雌激素和孕酮水平下降，脑中睾酮失去对抗物，这至少与一些人PMS的发生有关，特别是心境改变和其他精神病理表现。

## （三）神经递质

研究表明，在PMS女性中血清性激素的浓度表现为正常，这表明除性激素外还可能有其他因素作用。PMS患者常伴有中枢神经系统某些神经递质及其受体活性的改变，这种改变可能与中枢对激素的敏感性有关。一些神经递质可受卵巢甾体激素调节，如5-羟色胺（5-hydroxytry ptamine，5-HT）、乙酰胆碱（acetylcholine，Ach）、去甲肾上腺素、多巴胺等。

1. 乙酰胆碱

亚诺夫斯基（Janowsky）推测Ach单独作用或与其他机制联合作用与PMS的发生有关。Ach是抑郁和应激的主要调节物，可引起脉搏加快和血压上升，负性情绪，肾上腺交感胺释放和止痛效应。劳施（Rausch）发现经前胆碱能占优势。

2. 5-HT与γ-氨基丁酸（gamma-amine butyric acid，GABA）

经前5-HT缺乏或胆碱能占优势可能在PMS的形成上发挥作用。5-羟色胺选择性重摄取抑制剂（serotonin-selective reuptake inhibitor，SSRI）如氟西汀、舍曲林问世后证明对PMS有效，而那些主要作用于去甲肾上腺素的三环类抗抑郁剂的效果较差，进一步支持5-HT在PMS病理生物学中的重要作用。经前焦虑症（premenstrual dysphoric disorder，PMDD）患者与患PMS但无情绪障碍者及正常对照组相比，5-HT在卵泡期增高，黄体期下降。波动明显增大。因此井上（Inoue）等认为，5-HT与PMS、PMDD出现的心理症状密切相关。5-羟色胺能系统对情绪、睡眠、性欲、食欲和认知具有调节功能，在抑郁的发生发展中起到重要作用。雌激素可增加5-HT受体的数量及突触后膜对5-HT的敏感性，并增加5-HT的合成及其代谢产物5-羟吲哚乙酸的水平。有临床研究显示，5-羟色胺选择性重摄取抑制剂可增加血液中5-HT的浓度，对治疗PMS/PMDD有较好的疗效。

另外，有研究认为在抑郁、PMS、PMDD的患者中γ-氨基丁酸活性下降，埃珀森（Epperson）等用磁共振质谱分析法测定PMDD及正常女性枕叶皮质部的GABA、雌激素、孕激素等水平发现，PMDD者卵泡期GABA水平明显低于对照组。同时，埃珀森等认为PMDD患者可能存在GABA受体功能的异常。PMS女性黄体期别孕烷醇酮水平较低，而别孕烷醇酮有GABA激活作用，因此低水平的别孕烷醇酮使PMS女性GABA活性降低，产生抑郁。此外，雌激素兼具增加GABA

的功能及GABA受体拮抗剂的双重功能。

3. 类鸦片物质与单胺氧化酶

哈布雷希（Halbreich）和恩迪科特（Endicott）认为内啡肽水平变化与PMS的发生有关。他们推测PMS的许多症状类似类鸦片物质撤出，目前认为是在性腺类固醇激素影响下。持单胺氧化酶（monoamine oxidase，MAO）说者则认为PMS的发生与血小板MAO活性改变有关，而这一改变是受孕酮影响的。正常情况下，雌激素对MAO活性有抑制效应，而孕酮对组织中MAO活性有促进作用。MAO活性增强被认为是经前抑郁和雌激素/孕激素不平衡发生的中介。MAO活性增加可以减少有效的去甲肾上腺素，导致中枢神经元活动降低和减慢。MAO学说可解释经前抑郁和嗜睡，但无法说明其他众多的症状。

4. 其他

前列腺素可影响水钠潴留，以及精神、行为、体温调节等许多PMS症状，前列腺素合成抑制剂能改善PMS躯体症状。一般认为，此类非甾体抗炎药可降低引起PMS症状的中介物质的组织浓度并起到治疗作用。维生素$B_6$是合成多巴胺与5-羟色胺的辅酶，维生素$B_6$缺乏可能与PMS有关，一些研究发现维生素$B_6$治疗似乎比安慰剂效果好，但结果并非一致。

## 二、临床表现

历来提出的症状甚为分散，可达200项，近年研究提出，大约20类症状是常见的，包括躯体、心理和行为3个方面。其中恒定出现的是头痛、疼痛、肿胀、嗜睡、易激惹、抑郁、行为笨拙、渴望食物。但表现有较大的个体差异，取决于躯体健康状态、人格特征和环境影响。

### （一）躯体症状

1. 水潴留

经前水潴留一般多见于踝、小腿、手指、腹部和乳房，可导致乳房胀痛、体重增加、面部虚肿和水肿，腹部不适或胀满或疼痛，排尿量减少。这些症状往往在清晨起床时明显。

2. 疼痛

头痛较为常见，背痛、关节痛、肌肉痛、乳房痛发生率亦较高。

3. 自主神经功能障碍

常见恶心、呕吐、头晕、潮热、出汗等。可出现低血糖，许多妇女渴望摄入甜食。

（二）心理症状

心理症状主要为负性情绪或心境恶劣。

1. 抑郁

心境低落、郁郁不乐、消极悲观、空虚孤独，甚至有自杀意念。

2. 焦虑、激动

烦躁不安，似感到处于应激之下。

3. 运动共济和认知功能改变

可出现行动笨拙、运动共济不良、记忆力差、自感思路混乱。

（三）行为改变

可表现为社会退缩，回避社交活动；社会功能减低，判断力下降，工作时失误；性功能减退或亢进等。

## 三、诊断与鉴别诊断

（一）诊断标准

PMS具有3项属性（经前期出现，在此以前无同类表现，经至消失），诊断一般不难。

美国国立卫生研究院对PMS的工作定义如下：一种周期性的障碍，其严重程度足以影响一个妇女生活的一些方面（如负性心境，经前一周心境障碍的平均严重程度较之经后一周加重30%），而症状的出现与月经有一致的和可以预期的关系。这一定义规定了PMS的症状出现与月经有关，对症状的严重程度制定定量化标准。

（二）诊断方法

前瞻性每日评定计分法目前获得广泛应用，它在确定PMS症状的周期性方面是最为可信的。评定周期需要患者每天记录症状，记录2至3个周期。

### （三）鉴别诊断

1. 月经周期性精神病

PMS可能是在内分泌改变和心理社会因素作用下起病的，而月经周期性精神病则有着更为深刻的原因和发病机理。PMS的临床表现由心境不良和众多躯体不适组成，不致发展为重性精神病形式，可与月经周期性精神病区别。

2. 抑郁症

PMS妇女有较高的抑郁症发生风险，以及抑郁症患者较之非情感性障碍患者有较高的PMS发生率已如上述。根据PMS和抑郁症的诊断标准，可做出鉴别。

3. 其他精神疾病经前恶化

根据PMS的诊断标准与其他精神疾病经前恶化进行区别。应注意疑难病例诊断过程中，妇科、心理、精神病专家协作的重要性。

## 四、治疗

PMS的治疗应针对躯体、心理症状、内在病理机制和改变正常排卵性月经周期等方面。此外，心理治疗和家庭治疗亦受到较多的重视。轻症PMS病例采取环境调整、适当膳食、身体锻炼、改善生活方式、应激处理和社会支持等措施即可，重症患者则需要实施以下治疗。

### （一）调整生活方式

调整生活方式包括合理的饮食与营养、适当的身体锻炼、戒烟、限制盐和咖啡的摄入。可改变饮食习惯，增加钙、镁、维生素$B_6$、维生素E等的摄入，但尚没有确切、一致的研究表明以上维生素和微量元素治疗的有效性。体育锻炼可改善血液循环，但其对PMS的预防作用尚不明确，多数临床专家认为每日锻炼20～30分钟有助于加强药物治疗和心理治疗。

### （二）心理治疗

心理因素在PMS发生中所起的作用是不容忽视的。精神刺激可诱发和加重PMS。要求患者日常保持乐观情绪，生活有规律，参加运动锻炼，增强体质。行为疗法曾用以治疗PMS，放松技术有助于改善疼痛症状。生活在PMS妇女身边的人，如父母、丈夫、子女等，要多关心患者，对她们在经前出现的心境烦躁、易激惹等给以容忍和同情。工作周围的人也应体谅她们经前发生的情绪症状，在各方面予以照顾，避免在此期间从事驾驶或其他具有危险性的作业。

（三）药物治疗

1. 精神药物

（1）抗抑郁药：5-羟色胺选择性重摄取抑制剂对PMS有明显疗效，为60%～70%且耐受性较好，目前认为是一线药物。如氟西汀（百忧解）20 mg每日一次，经前口服至月经第3天。减轻情感症状优于躯体症状。

舍曲林剂量为每日50～150 mg。三环类抗抑郁药氯丙咪嗪是一种三环类抑制5-羟色胺和去甲肾上腺素再摄取的药物，每天25～75 mg对控制PMS有效，黄体期服药即可。SSRI与三环类抗抑郁药物相比，无抗胆碱能、低血压及镇静等不良反应，并具有无依赖性和无特殊的心血管及其他严重毒性作用的优点。SSRI除抗抑郁外也有改善焦虑的效应，目前应用明显多于二环类药物。

（2）抗焦虑药：苯二氮䓬类用于治疗PMS已有很长时间，如阿普唑仑为抗焦虑药，也有抗抑郁性质，用于PMS获得成功，起始剂量为0.25 mg，1日2～3次，逐渐递增，每日剂量可达2.4 mg或4 mg，在黄体期用药，经至即停药，停药后一般不出现戒断症状。

2. 抑制排卵周期

（1）口服避孕药：作用于H-P-O轴可导致不排卵，常用以治疗周期性精神病和各种躯体症状。口服避孕药对PMS的效果不是绝对的，因为一些亚型用本剂后症状不仅未见好转反而恶化。就一般病例而论，复方短效单相口服避孕药均有效。国内多选用复方炔诺酮或复方甲地孕酮。

（2）达那唑：一种人工合成的17α-炔孕酮的衍生物，对下丘脑-垂体促性腺激素有抑制作用。100～400 mg/d对消极情绪、疼痛及行为改变有效，200 mg/d能有效减轻乳房疼痛。但其雄激素活性及致肝功能损害作用，限制了其在PMS治疗中的临床应用。

（3）促性腺激素释放激素激动剂（GnRH-a）：GnRH-a在垂体水平通过降调节抑制垂体促性腺激素分泌，造成低促性腺激素水平及低雌激素水平，达到药物切除卵巢的疗效。有随机双盲安慰剂对照研究证明GnRH-a治疗PMS有效。单独应用GnRH-a应注意低雌激素血症及骨量丢失，故治疗第3个月应采用反加疗法克服其不良反应。

（4）手术切除卵巢或放射破坏卵巢功能：虽然此方法对重症PMS治疗有效，但卵巢功能破坏导致绝经综合征、骨质疏松性骨折及心血管疾病等风险增加。应在其他治疗均无效时，酌情考虑。对中、青年女性患者不宜采用。

3. 其他

（1）利尿剂：PMS的主要症状与组织和器官水肿有关。醛固酮受体拮抗剂、螺内酯不仅有利尿作用，对血管紧张素功能亦有抑制作用。剂量为25 mg，每天2~3次，可减轻水潴留，并对精神症状亦有效。

（2）抗前列腺素制剂：经前子宫内膜释放前列腺素，改变平滑肌张力，免疫功能及神经递质代谢。抗前列腺素如甲芬那酸250 mg，每天3次，于经前12天起服用。餐中服可减少胃刺激。如果疼痛是PMS的标志，那么抗前列腺素有效。除对痛经、乳胀、头痛、痉挛痛、腰骶痛有效，对紧张易怒症状也有效。

（3）多巴胺拮抗剂：高催乳素血症与PMS的关系已有研究报道。溴隐亭为多巴胺拮抗剂，可降低催乳素水平并改善经前乳房胀痛。剂量为2.5 mg，每天2次，餐中服药可减轻副反应。

# 第三节　卵巢功能不全

卵巢功能不全（primary ovarian insuffrciency，POI）是指女性在40岁以前出现卵巢功能减退的现象。POI的发病者占成年女性的1%~31%，原发性闭经患者中发病率为10%~28%。

## 一、病因

（1）染色体异常：特纳综合征。

（2）先天发育缺陷：卵巢不发育或先天缺陷。

（3）自身免疫性疾病：卵巢产生自身免疫性抗体，常常与另一种自身免疫病同时存在，如风湿性关节炎、甲状腺炎、重症肌无力等。有人发现POI患者均可测到卵巢与卵子的特殊抗体，其中抗卵巢抗体占47%，抗卵子抗体占47%，抗二者的抗体有69%。经免疫治疗后，两例妊娠，其卵巢抗体也下降。

（4）基因突变：动物实验表明，LHβ单位基因突变也是导致POI的可能因素，现已发现的可能与POI有关的基因还有FSNR、LH、LHR、GHF-QB、DiADHZ等。

（5）卵巢物理性损害：如感染（幼儿患腮腺炎），抗癌治疗中的放射治疗、化学药物治疗。

（6）卵巢切除：由于癌或其他原因行手术切除。

（7）其他：已明原因的卵巢供血障碍导致POI。也有人将POI误为无反应性卵巢，自身免疫病和原因不明的无卵泡三类。

多囊卵巢综合征：临床上有月经异常、不孕、多毛、肥胖等症状，诊断要结合临床的综合表现，如长期不排卵、男性激素过高等，诊断要做激素水平（尿促卵泡素、黄体生成素）检查和超声波检查，并排除其他疾病。

子宫内膜异位症：妇科专家指出，患者通常有痛经、性交痛、慢性下腹部疼痛等，易导致长期不排卵、黄体功能不全，从而出现不孕或早期流产。

盆腔炎：会有阴道不正常分泌物与下腹部疼痛，严重的还会有卵巢输卵管脓肿及盆腔粘连。此外，某些肿瘤也会分泌雄性激素，破坏女性体内的内分泌平衡。

高龄：女性的年龄超过35岁。卵巢功能不全，排卵遭到障碍，引起女性不孕。

## 二、临床表现

### （一）月经的改变

闭经是POI的主要临床表现。POI发生在青春期前表现为原发闭经，且没有第二性征发育；发生在青春期后则表现为继发闭经，40岁以前月经终止，往往有第二性征发育。POI前月经改变的形式很不一致，约有50%的患者会有月经稀发或不规则子宫出血；25%的患者突然出现闭经。

有染色体缺陷的POI患者多有先天性卵巢发育不全，卵巢储备极差，POI发生更早，甚至未能达到青春发育期，因而表现为原发闭经。多数POI患者卵巢功能衰退发生的过程是突然且不可逆的，少数患者这一过程会持续一段时间，相当于自然绝经的过渡期。临床上偶有已诊断为POI后，又出现所谓一过性的卵巢功能恢复，表现为恢复正常月经，甚至有POI患者妊娠的报道，但随着POI确诊后时间的延长，卵巢功能恢复的机会也就越小。

## （二）雌激素缺乏表现

由于卵巢功能衰退，POI患者除不育外，也会像绝经妇女那样出现一组雌激素低下综合征，如潮热、出汗等血管舒缩症状，抑郁、焦虑、失眠、记忆力减退等神经精神症状，以及外阴瘙痒、阴道烧灼感、阴道干涩、性交痛和尿痛、尿急、尿频、排尿困难等泌尿生殖道症状。这些症状在原发闭经的POI患者中相对少见。

# 三、实验室检查

## （一）性激素水平测定

血清激素水平测定显示，卵泡刺激素（follicle-stimulating hormone，FSH）水平升高，雌激素水平下降，是POI患者最主要的特征和诊断依据，一般FSH＞40 U/L，雌二醇＜73.2 pmol/L（20 pg/L）。其中最敏感的是血清FSH水平升高，FSH升高是POI的早期指标。POI患者偶尔会有暂时的卵巢功能恢复，经连续测定血清性激素发现，几乎半数POI患者表现有间断性卵巢功能恢复，即血清雌二醇水平在183 pmol/L以上，甚至有近20%的患者可出现间断排卵，即血清孕酮水平超过9.5 nmol/L。

这种现象的病理生理特点与绝经过渡期相似。此期间卵巢内残存的卵泡仍有间断活动，导致性激素水平的波动性和不稳定性。因此，仅一次测定显示FSH水平升高不能断定卵巢功能一定完全衰竭，有时需要重复测定，FSH持续升高提示POI可能。应该注意的是，血清FSH水平并不一定反映卵巢中原始卵泡的数目，FSH升高只是窦状卵泡在发育过程中缺乏雌激素和抑制素的负反馈时的表现。

1. 超声检查

多数POI患者盆腔超声显示，卵巢和子宫缩小，卵巢中无卵泡。但染色体核型正常的POI患者有1/3以上盆腔超声检查可有卵泡存在，有报道显示，在确诊卵巢早衰6年以后，超声仍可发现卵巢中有卵泡存在。但多数患者的这些卵泡不具有正常功能，卵泡直径与血清雌二醇水平之间也无相关性。对这种现象有两种解释，一种解释是卵巢中确有残存的卵泡，另一种解释是所谓"卵巢不敏感综合征"，即卵巢中有卵泡，但对FSH反应不敏感，因而卵泡不能发育。可能与卵巢中FSH受体缺陷有关，确切病因尚不清楚。临床上很难与POI鉴别，卵巢活检发现较多的原始卵泡方能诊断。超声检查还可发现有无生殖道解剖学结构的异常，如生殖道畸形、缺如等。

2. 骨密度测定

POI患者可有低骨量和骨质疏松症表现，其原因是低峰值骨量和骨丢失率增加。年轻妇女如果在骨峰值形成以前出现POI，其雌激素缺乏状态要比正常绝经妇女长得多，且雌激素过早缺乏会引起骨吸收速度加快，骨丢失增加，因此更容易引起骨质疏松症。文献报道，染色体正常的自发性POI妇女中，有2/3骨密度低于同龄正常妇女均值1个标准差，骨密度的改变会使髋部骨折危险性增加216倍。

3. 自身免疫指标和内分泌指标测定

自身免疫性疾病的检测包括血钙、磷、空腹血糖、清晨皮质醇、游离$T_4$、TSH、甲状腺抗体、全血计数、血沉、总蛋白、白蛋白/球蛋白比例、类风湿因子、抗核抗体等。

检测抗卵巢抗体的临床意义目前尚不肯定。抗卵巢抗体与卵巢炎的严重程度并无相关性，而且并不能预示是否会发生，以及何时会发生卵巢功能衰退。

用市售试剂盒检测，可有1/3正常妇女会有抗核抗体阳性。有研究显示，肾上腺功能衰竭妇女抗类固醇细胞抗体阳性者可能会发生POI。对可疑自身免疫性疾病患者应检查自身抗体、血沉、免疫球蛋白、类风湿因子等。有临床指征时，可进行甲状腺功能（促甲状腺素）、肾上腺功能（血及尿皮质醇、血电解质）、甲状旁腺功能（甲状旁腺素）及血糖指标的测定。

4. 其他检查

目前还没有非侵入性的检查方式来确定卵泡数目及功能，通过卵巢活检诊断卵巢炎或判断是否有卵泡存在对POI诊断的意义目前尚未得到肯定，因为卵巢活检对确认POI的分型没有帮助，而且有报道卵巢活检发现，卵巢中缺乏卵泡者也有妊娠可能，故不建议常规进行。

目前可通过GnRH类似物进行刺激试验和用氯米芬促排卵试验来判断卵巢功能。孕激素撤退试验意义并不大，因为有些POI前驱患者有时可以产生足够的雌激素而使孕激素撤退试验阳性。对一些继发闭经未生育者及所有原发闭经患者应进行染色体核型检查，对有Y染色体的患者应尽早行双侧性腺切除，以预防性腺肿瘤的发生。

## 四、诊断

公认的卵巢早衰的诊断标准是40岁以前出现4个月以上闭经，并有两次或以上血清FSH>40 U/L（两次检查间隔1个月以上），雌二醇水平<73.2 mol/L。病史、体格检查及其他辅助实验室检查，可有助于相关病因疾病的诊断。

### （一）病史

对患者进行详细的病史采集，包括初潮年龄、闭经前月经情况、闭经期限，有无闭经的诱因（精神刺激、环境毒物等因素），有无使用药物史，有无癌症化疗史、放疗史，卵巢手术史，盆腔感染史，结核病史及妊娠和生育史。自觉症状，如潮热、多汗、失眠、易怒、急躁、阴道干燥、尿痛等。既往和目前有无流行性腮腺炎和艾滋病病毒感染，有无罕见的继发于感染的卵巢功能衰退。了解患者及其家人中既往和目前是否患有自身免疫性疾病，如原发性慢性肾上腺皮质功能减退症、甲状腺疾病、糖尿病、系统性红斑狼疮、类风湿性关节炎、白斑、克罗恩病和干燥综合征等。少数流行病学研究显示，卵巢早衰有家族倾向，也有研究显示促性腺激素受体遗传性突变可导致卵巢早衰，故应仔细询问其家族史，包括母亲、姊妹及女性二级亲属的月经、生育情况和男性亲属的生育情况。

### （二）体格检查

进行全身检查时，注意全身发育、智力及营养状况，对乳腺和阴毛发育情况进行检查，并根据Tanner分期标准分级。

盆腔检查注意有无雌激素缺乏引起的萎缩性阴道炎。自身免疫性POI患者（淋巴细胞性卵巢炎）有时可通过盆腔检查发现增大的卵巢。应重点检查有无上述自身免疫性疾病的有关体征。

### （三）实验室检查

除血清性激素水平测定外，当有临床指征时，还应注意酌情进行相关疾病的检查，如血、尿常规分析，血沉、抗核抗体、免疫球蛋白和类风湿因子检测。可通过磁共振检查和通过甲状腺释放激素刺激产生完整FSH、α和β亚单位的情况，来鉴别有无垂体肿瘤。

怀疑有低骨量和骨质疏松症者，应进行骨密度测定。

进行盆腔超声检查，了解有无解剖结构异常，以及有无卵泡存在。但对染色体核型正常的自发POI患者，盆腔超声检查并不能改变临床诊断，因为即使发现有卵泡存在，目前尚未证实经过治疗能够使卵巢功能恢复。

## 五、并发症

1. 慢性不排卵

患有卵巢性不孕的患者会有月经失调，月经次数少、月经量少，甚至闭经的现象，有少数的患者会有月经量多，经期长等症状。

2. 肥胖症

患有卵巢性不孕的患者中，30%的患者会出现肥胖的现象。

3. 多毛症

卵巢性不孕的患者，由于体内含有过多的雄激素，因此女性毛发的分布有男性化的倾向，会出现胡须、胸毛，肛门、四肢的毛发增多，阴毛粗、浓和黑。

4. 不孕

激素紊乱或卵巢功能不全引起的无排卵都有可能引起女性卵巢性不孕，另外卵子质量差或孕激素缺乏会使女性子宫内膜生长不良，影响到受精卵的着床，引起不孕。

## 六、治疗

### （一）绝经激素治疗（menopausal hormone therapy，MHT）

POI患者除闭经外，只有少数人出现类似围绝经期症状，故常不被重视，也不接受治疗，但长期处于低雌激素状态下，年轻妇女会发生子宫萎缩，阴道分泌物减少，性交痛，甚至长期缺钙以致骨质疏松，所以应及时补充雌激素。对于有可能恢复卵巢功能且期望生育者也可加用促排卵药物。

### （二）免疫治疗

查明有抗体因素存在者可行免疫治疗。注射免疫疫苗已经成为一种较可靠的治疗手段。

（三）手术治疗

（1）对于因卵巢血管因素导致卵巢营养缺失而发生POI的患者应早诊断，早治疗，在卵巢功能彻底丧失前，尽早行血管搭桥手术，将卵巢动脉与肠系膜下动脉或肾动脉等吻合，恢复卵巢血管供应，使卵巢再现生机。

（2）对于已处于POI晚期或由于各种原因导致卵巢缺如者，卵巢移植已成为很成功的一种治疗手段，借助他人的一小部分卵巢即可完成女性生理功能。

（四）促卵疗法

针对因内分泌失调导致排卵障碍、月经不调而引起的女性不孕，专家将传统医学之精华与高科技的现代西医技术融会贯通，经过潜心研究与临床实践，采用中药三期促卵疗法，效果显著，该疗法是根据女性月经这一特殊的生理现象，将治疗周期分为月经前期、月经中期、月经后期，针对月经周期各个不同阶段的生理变化而制定相应的治疗方案，达到促卵、排卵、受孕的目的。在具体实践中，根据月经周期、子宫内膜、卵巢的不同变化又分为卵泡期、排卵期、黄体期、月经期，根据各期的生理变化分阶段用药，将中医的辨证和西医的辨病结合，以中药治疗为主，进行个性化治疗。

（五）食疗法

1. 首乌山楂汤

何首乌10 g、山楂10 g、玉竹10 g、粳米20 g。月经后血海空虚，此方可以滋补肾阴、补血调经，经期后食用比较合适。

2. 荷叶薏米粥

荷叶10 g、薏苡仁15 g、陈皮10 g、粳米15 g。先煮薏苡仁、陈皮、粳米，煮熟后再放荷叶，煮出荷叶的清香味时即可食用，不宜煮太长时间。此方可以清热利湿。

3. 十全大补汤

猪骨500 g，党参、茯苓、白芍、黄芪、白术各10 g，肉桂3 g，熟地黄、当归各15 g，炙甘草、川芎各6 g，姜30 g，葱、花椒、料酒各适量。以上材料煮汤食用，此方可益气补血，适用于常感疲劳乏力者。

4. 灵芝猪蹄汤

灵芝15 g，猪蹄1只，料酒、精盐、味精、葱段、姜片适量。此汤有利于抗衰老、抗肿瘤，增加免疫力、养颜美容。

5. 鲜奶粳米粥

粳米100 g、鲜奶250 mL煮粥食用。牛奶含优质蛋白，粳米性平，不温不寒，生津益胃，有利于保护胃黏膜，适于喝牛奶后有腹痛、腹泻等不适症状的女性。

## 七、影响

### （一）促使皮肤衰老

肌肤干燥、暗淡无光，皱纹滋生，各类斑点生成；皮脂腺分泌旺盛，毛孔粗大。

### （二）致使女性体形改变

诸多部位脂肪堆积，形成局部肥胖。胸部脂肪流向背部、手臂、两肋，导致乳房变形、下垂外扩、松弛萎缩。

### （三）对女性健康埋下隐患

降低女性生理代谢、内分泌紊乱、围绝经期提前，形成痛经、月经不规则、骨质疏松等疾病。

# 第三章　妊娠合并症与并发症

## 第一节　异常妊娠的超声诊断

### 一、异位妊娠

异位妊娠是指受精卵在子宫腔以外的部位着床与发育。最常见的部位是输卵管，其余的部位有卵巢、子宫颈、腹腔、残角子宫。约95%的异位妊娠发生于输卵管，以壶腹部多见，占50%～70%，峡部占22%，伞部及间质部各占5%。异位妊娠与正常妊娠之比为1：56至1：93，宫内宫外复合妊娠少见。

#### （一）输卵管妊娠

95%的异位妊娠发生在输卵管，其中以壶腹部及输卵管的峡部最多。

声像图表现：①宫腔内未见胚囊，子宫内膜增厚或不增厚。②一侧附件区混合性包块，形态不规则，包块与卵巢多数可有分界。③部分包块内可见胚芽及胎心搏动，是超声诊断异位妊娠的直接证据。④依包块破裂情况，盆腔可有或无积液。⑤异位妊娠包块周围的血流常常是高速低阻的血流。

#### （二）卵巢妊娠

卵巢妊娠少见，占异位妊娠的0.5%～1%。

1. 声像图表现

（1）宫腔内未见妊娠囊。

（2）异位妊娠包裹于卵巢内，与卵巢界线不清，对侧卵巢回声正常。

**2. 诊断注意点**

与卵巢黄体鉴别，卵巢黄体为卵巢内环状的稍强回声，彩色多普勒超声检查显示典型的彩环样血流，记录到低阻力频谱。

## （三）输卵管间质部妊娠

输卵管间质部妊娠占输卵管妊娠的3%，少见，其发病在采用辅助生殖技术妊娠妇女身上的概率比自然怀孕的妇女要大。

**1. 声像图表现**

（1）超声显示妊娠囊位于子宫的左、右侧上部，与子宫体既有分隔又很接近。

（2）妊娠囊的侧方或上方肌层极少或根本就没有肌层。

（3）妊娠囊或混合性包块与宫腔有明显的连续关系，考虑宫内妊娠着床宫腔角部；包块或妊娠囊与宫腔末端无明显的连续关系，考虑间质部妊娠可能性大。

（4）彩色多普勒超声检查在妊娠囊的周围可看到高血流量支持输卵管间质部妊娠，宫腔偏心角部妊娠少有丰富的血流信号。

**2. 诊断注意点**

输卵管间质部需要紧急处理，而偏心位置宫内妊娠则不需要处理。因此，对它们的鉴别诊断就显得非常重要。

## （四）子宫下段剖宫产切口部妊娠

随着剖宫产率增加，子宫下段剖宫产切口部妊娠发生率增加。

声像图表现：①宫腔内未见胚囊，子宫前壁下段剖宫产切口处见一混合性肿块向前壁膨出，形态不规则，边界欠清，部分病例其内可见孕囊回声与心管搏动，是诊断切口处妊娠的重要依据；②宫颈内口可以扩张，是宫颈妊娠鉴别点之一；③异位妊娠包块内多没有或仅有少量的星点样的血流信号；④超声造影显示，与包块相邻的子宫肌壁及浆膜层有造影剂灌注，包块内多没有造影剂灌注，二者分界清楚。

## （五）宫颈妊娠

宫颈妊娠占异位妊娠的0.3%，非常罕见。

1．声像图表现

（1）妊娠囊位于子宫颈内，妊娠囊内常有卵黄囊及胚胎。

（2）陈旧性的宫颈妊娠，子宫外形呈烧瓶样，上方为正常大小的子宫体，下方为膨大如球的宫颈。

（3）宫颈内口多半是闭锁的。

2．诊断注意点

主要与流产鉴别。

（1）宫颈妊娠受精卵着床和发育在子宫颈管内，宫颈内口关闭；而流产，宫颈内口打开是鉴别要点之一。

（2）子宫颈内有一个完整的、卵圆形的或是周围有厚厚的轮状回声包绕的妊娠囊，高度提示是宫颈妊娠。

（六）腹腔妊娠

这类异位妊娠的发生可有两种途径：一些患者是妊娠囊直接种植于腹腔，另一些患者是异位妊娠，先发生在输卵管，之后输卵管妊娠破裂或妊娠囊从输卵管伞端排出，妊娠囊再种植于腹腔。

声像图表现：①在早期妊娠的前、中期，超声不易区分腹腔妊娠和其他的异位妊娠。②在早期妊娠的晚期或中期妊娠、晚期妊娠的时候，只要显示子宫外有存活的胎儿就高度提示是腹腔妊娠，因为输卵管妊娠不可能达到如此巨大的妊娠。③由于腹腔妊娠可以接近子宫底部，必须仔细确定子宫的轮廓，才能确定妊娠囊是在子宫的外面。

（七）复合妊娠

复合妊娠即子宫内妊娠和异位妊娠并存，非常罕见，其发病率低于1∶50 000。采用辅助生殖技术怀孕的妇女中复合妊娠的发病率比正常妊娠者高。

1．声像图表现

看到子宫内妊娠囊和异位的妊娠囊，每个妊娠囊内都含有卵黄囊或有心脏搏动的胚胎。

2．诊断注意点

异位妊娠与黄体破裂、卵泡破裂、卵巢囊肿破裂或蒂扭转的鉴别，均表现为下腹疼痛，腹腔积液。但黄体破裂、卵泡破裂、卵巢囊肿破裂或蒂扭转无停经史，人绒毛膜促性腺激素（human chorionic gonadotropin，HCG）阴性，且肿块来源于卵巢，与卵巢密不可分。

异位妊娠与盆腔炎性包块的鉴别，结合临床资料二者不难鉴别，炎性包块多有盆腔感染史，可伴有发热及白细胞计数升高，HCG阴性，抗感染治疗包块缩小或消失。

## 二、多胎妊娠

### （一）双胎输血综合征

双胎输血综合征（twin to twin transfusion syndrome，TTTS）发生在单卵单绒毛膜双胎胎盘血管之间存在着交通的病例中，发病率为5%～26%。

1. 声像图表现

（1）单卵双胎孕早期没有双胎峰征象，孕中期显示一个胎盘，两个胎儿为同性别。

（2）分别测量两个胎儿的双顶径、头围、腹围、股骨长，评估胎儿的体重，两个胎儿体重相差20%。双胎间双顶径差≥5 mm，腹围差≥20 mm，则体重差≥25%，双胎间股骨长差≥5 mm，有诊断意义。

（3）分别测量两个胎儿脐动脉多普勒频谱的收缩期峰值与舒张末期流速之比、搏动指数、阻力指数值，二者的脐动脉多普勒频谱的收缩期峰值与舒张末期流速之比差值>0.4，可提示双胎输血综合征。

（4）供血大的羊膜囊，羊水多、膀胱大、右室肥大、右心功能不全、三尖瓣反流、心室肥厚、导管静脉前向性血流减少、灌注指数（PI）增高、脐静脉搏动征、胎儿水肿、肺动脉狭窄。

（5）供血小的羊膜囊，羊水少、膀胱小。因羊水少，羊膜囊包裹于胎儿表面，又称固定胎。内脏器官均偏小，包括心脏、肝等器官。脐动脉舒张期血流量减少，血流缺失或反向，胎儿宫内生长受限。

2. 诊断注意点

因双胎输血综合征仅发生于单绒毛膜双胎，判断单绒毛膜双胎或双绒毛膜双胎的方法比较简单，孕早期观察双胎峰提示为双绒毛膜，不会发生双胎输血，反之为单绒毛膜双胎，应该警惕双胎输血综合征。

### （二）连体双胎

孪生胎儿之间的某一部分连接在一起，不能分离，称连体畸胎。主要发生于单卵双胎单羊膜囊双胎，发生率约为1/50 000。连胎的种类很多，有头部连胎、胸部连胎、腹部连胎、背部连胎和腰部连胎等。连胎中的两个胎儿，大小有时很悬殊，小的几乎附着于正常的胎儿上，称为寄生胎。

1. 声像图表现

（1）连体：仅发生在身体某一部分或某一区域。双面畸形为一个身体、一个头、两个面部；双臀畸形为一个头、胸腔、腹部合并两个盆腔和（或）外生殖器。

（2）双头连体：双胎为两个胎头，一个躯体，肢体数目正常。

（3）并头连体：双胎，有一个共同的胎头，躯干常为两套，肢体两套。

（4）胸腹部连体：双胎，显示两个胎头，胸腹横径增宽，两侧各见一条脊柱。

（5）寄生胎：为不相等的连体畸形，一个胎儿发育正常，另一个胎儿未能发育成形，类似一肿物。寄生部位仅仅见到人体某一结构，如两个上肢或下肢，或胎儿臀部等，或见形态不规则、回声杂乱的肿瘤样结构，内可见低回声，强光团回声，后方伴声影。

2. 诊断注意点

（1）连体双胎只发生在单羊单绒双胎，因此诊断连体时应注意宫腔内有无羊膜光带回声，如有羊膜光带分隔，不会发生连体。

（2）连体双胎位置多固定不变，但骶尾部的连体部位仅为类似蒂的连接，两个胎儿位置不是固定的，诊断中应注意不要漏诊。

（3）连体双胎常常发生脐带缠绕，注意其声像图特征。

### （三）双胎反向动脉灌注综合征

双胎反向动脉灌注综合征（twin reverse arterial perfusion syndrome，TRAP）是单合子多胎妊娠的严重并发症。认为在胚胎期发生明显的胎盘血管吻合，双胎之一反向泵血（泵血儿）输送给同胞（受血儿），导致双胎之一因不适当灌注而发病，也称双胎反向动脉灌注，非常罕见，发病率为1/35 000。

1. 声像图表现

（1）显示双胎之一为无头无心儿，也可以是少见类型有头无心。因无血流信号显示常被误认为死胎。

（2）无心胎儿多伴有严重的胎儿水肿，肢体畸形和其他器官的畸形，因有神经管畸形常伴有羊水过多。

（3）双胎之一的正常胎儿可以合并胎儿宫内生长迟缓，以及其他脏器的畸形。

（4）显示泵血儿胎儿循环通路正常。

（5）可出现宫内生长迟缓，血流参数改变，可合并胎儿心功能不全。

（6）胎儿胎盘血流，脐动脉和脐静脉显示反向循环，即进入胎儿体内的为脐动脉，出胎儿体内的为脐静脉，可合并单脐动脉。理论而言，血液流到无心儿的尾部，使其尾部的血液较躯干血氧含量更高，无心儿的盆腔及下肢发育更好。肢体和躯干水肿的皮肤可见丰富的侧支循环通路。

2. 诊断注意点

勿将无头无心儿当作死胎，彩色多普勒显示无头无心胎儿血流为鉴别要点，注意有头无心胎儿脐血管血流为反向灌注，进胎儿体内的为脐动脉，出胎儿体内的为脐静脉。彩色血流方向和频谱多普勒均有鉴别诊断意义。

## 三、胎儿畸形

### （一）无脑畸形

前神经孔不闭合而引起极其严重的神经管畸形，大部分脑和颅的缺失称为无脑畸形。母亲血清甲胎蛋白水平异常升高。可在筛查中发现。

1. 声像图表现

（1）正常颅骨光环结构消失。

（2）胎头颅顶骨缺如，无正常脑组织回声，脑中线回声消失。

（3）胎儿颅骨缺如，并可见到一对圆形的眼眶回声。胎头像一尊泥塑的头像，又称"烧瓶头"或"蛙头"等。胎儿面部可显示正常的鼻及唇的回声。

2. 诊断注意点

（1）注意和露脑畸形区别，露脑畸形为大部分颅骨缺失，脑组织大部分裸露在颅外。

（2）注意和小头畸形鉴别，此时应特别注意颅顶部有无颅骨光环。

（3）诊断经验提示：12周以前颅骨骨化未完成，不能诊断为无脑畸形。

## （二）脑膜脑膨出

因为枕骨或其他中轴线上的颅骨可能未钙化，使颅内组织从缺损处膨出。多发生在枕部，占神经管缺陷的5%。和无脑畸形一样，母血清甲胎蛋白升高。

1. 声像图表现

胎头旁见包块回声，包块以囊性多见，可以是囊实性或实性。

包块与胎儿颅骨有关系，颅骨可见回声中断，包块从颅骨缺损部位凸出。颅内结构可以有相应的改变，有脑室膨出时，可以有脑室扩大及脑室形态改变。脑组织膨出过多时，可以有脑中线偏移，脑结构紊乱。

2. 诊断注意点

大的脑膜脑膨出应注意和露脑畸形鉴别，当膨出脑组织过多时，颅骨缺损也较大，常常容易和露脑畸形混淆，但仔细扫查仍然可以鉴别。露脑畸形应该是颅骨大部分缺失，这是主要的鉴别点。

## （三）脑积水

各种原因导致脑脊液循环通路受阻，脑脊液在脑室系统内过多积聚称为脑积水。发生率约为2/1 000。50%～60%脑积水病例合并有神经管缺陷。

1. 声像图表现

（1）侧脑室无回声区增大，如脑脊液循环阻塞部位较低，可以表现第三、第四脑室扩张，孕24周后侧脑室/大脑半球（LV/HW）比值＞33%。

（2）侧脑室后角增宽大于10 mm，10～15 mm为脑室轻度扩大，大于15 mm为脑室明显扩大。

（3）轻度脑积水，双顶径和头围测值可正常，重度脑积水，上述测值均大于正常。重度脑积水时，脉络丛与脑中线的角度变大，悬垂在侧脑室中。脑积水严重时，可显示脑动脉阻力增高，甚至舒张期血流断流。

2. 诊断注意点

（1）孔洞脑：常表现为非对称性大脑半球空洞，和侧脑室可能贯通，也可能不贯通。

（2）蛛网膜囊肿：可见局限性无回声区，囊壁光滑，多位于脑半球表层，囊肿近脑实质部分可有脑组织受压，而囊肿表面多直接紧贴硬脑膜下，不能显示蛛网膜下隙。

（3）注意和由前脑无裂畸形、水脑、胼胝体缺失等引起的脑内积水鉴别。

## （四）前脑无裂畸形

前脑无裂畸形是胚胎早期由3个脑泡发育到5个脑泡时的前脑发育异常所致的畸形，主要表现为脑结构异常与面中轴异常。前脑无裂畸形分为3种类型，即无叶全前脑、半叶全前脑、叶状全前脑。发生率为1/（5 200～16 000），合并神经系统以外的畸形。染色体异常，多见13三体综合征。

1. 声像图表现

（1）无叶全前脑无大脑镰和大脑正中裂。脑室为单腔侧脑室或为一个融合的前角，后角可见分隔，第三脑室常不能辨认。胼胝体、透明隔缺如。丘脑融合、小脑幕上除脑干和额叶外均为无回声暗区，脑的背侧可见囊性变，位于顶或枕区，与单腔脑室相通。

（2）半叶全前脑与无叶全前脑声像图表现类似，但可以表现丘脑部分融合，部分病例可以观察到脑中线结构和半球裂隙。

（3）叶状全前脑表现为侧脑室前角变平，透明隔缺如，应考虑叶状全前脑常合并小头畸形，可合并喙鼻、独眼、双眼融合或眼距过短、唇裂、心脏畸形等多种畸形。

彩色多普勒：可显示颅底大脑动脉环畸形，如一支大脑前动脉，一支大脑后动脉。

2. 诊断注意点

（1）要与重度脑积水鉴别，重度脑积水脑室可以明显扩张，但仍保持侧脑室结构与脑中线，脑室内可见到漂浮脉络丛。不伴有面部畸形。

（2）水脑的声像图特点，颅内见大片液性暗区，没有大脑皮质回声，多不伴有面部畸形。

## （五）小脑发育不全

小脑发育不全为小脑发育不成熟，它停留在胚胎的某个阶段中的形态。小脑发育不全可为小脑蚓部或小脑半球没有充分发育，小脑蚓部发育不全可为独立的畸形或小脑蚓部未发育（Dandy-Walker畸形）的组成部分。Dandy-Walker畸形50%合并其他脑部畸形。25%合并骨骼畸形，如并指、颅裂等。10%有面部血管瘤，还可合并心血管畸形。小脑发育不全和染色体异常有关。

声像图表现：两个小脑半球之间有液体，小脑蚓部缺失或发育不全，常见小脑半球之间有一钥匙孔状特征性显像（如图3-1）。

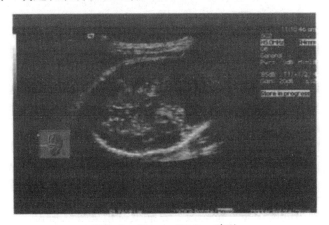

图3-1 Dandy-Walker畸形

（六）脊柱裂和脊髓脊膜膨出

胚胎时期，神经管闭合过程中发生障碍，后神经孔闭合不全，则可发生脊髓裂，可伴有相应节段的脊柱裂。和无脑畸形一样，母血清和羊水甲胎蛋白均显著升高。发生率为（1~4）/1 000。

1. 声像图表现

（1）隐性脊柱裂：几乎都发生在第5腰椎或第1骶椎，病变脊柱处纵切椎弓两排并行排列强回声间距稍宽，缺损局部隆起，皮肤回声正常，无囊性膨出。横切时，椎弓形态改变，椎弓呈"U"形或"V"形（如图3-2）。

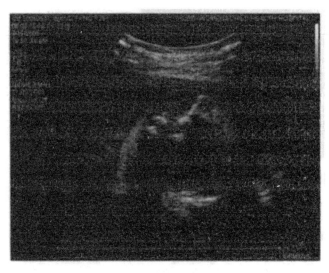

图3-2　脊膜膨出横切面

（2）脊髓脊膜膨出：脊柱表面见一囊状或混合性肿物膨出，膨出部分脊柱横切椎弓形态改变，椎弓呈"U"形或"V"形，甚至形成"一"形。脊柱冠状切面见病变部位的椎弓间距增宽，形态改变，病变部位无皮肤覆盖，仅见膜样结构包裹膨出肿物。如有脊神经膨出，囊性膨出物中可见马尾样脊神经丛（如图3-3）。可合并有脊柱侧弯。如在膨出物中发现强回声团，注意脂肪脊髓脊膜膨出。

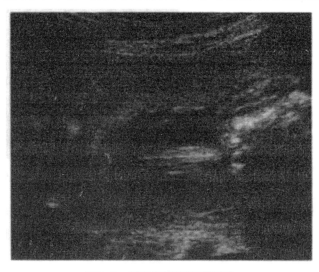

图3-3　骶尾部脊髓脊膜膨出

（3）开放性脊柱裂：纵切与冠状切面椎体与椎弓间距明显增大，可伴有部分椎弓或椎体缺失，表现脊柱部分骨化中心回声连续中断，还可伴有脊柱变形，前凸或后凸。横切椎弓正"八"形结构发生改变，呈"U"形、"V"形或倒"八"形，椎弓完全开放可呈"一"形。脊柱表面皮肤缺失，甚至向内凹陷。

2. 诊断注意点

应与骶尾部畸胎瘤鉴别，鉴别要点为骶尾椎融合是正常的。不要把腹部低回声肠腔误认为骶尾部脊膜膨出，鉴别方法为调整探头方向，多切面扫查，观察低回声与骶尾部的关系，即可明确诊断。

## （七）胎儿先天性囊性腺瘤样畸形

先天性囊性腺瘤样畸形（也称肺囊腺瘤）是一种进展性畸形，通常由终末端支气管异常增生所致。可双侧发生或全肺发生，但多数仅局限于一侧或一个肺叶。85%的病变为单侧发生，可以是囊性的、混合性的或实质性的。

1. 声像图表现

Ⅰ型表现为有限数目的大囊肿，其直径为2～10 cm，囊壁厚、光滑，在这些囊肿间可见正常的肺组织。

Ⅱ型由多数直径<2 cm的囊肿组成，壁薄，在囊肿之间为不规则的肺组织。

Ⅲ型由许多显微镜下所见的小囊肿填塞，囊肿径线<0.5 cm。其典型的声像图表现为非囊性的实性病变，病变侧肺血流不丰富（如图3-4）。

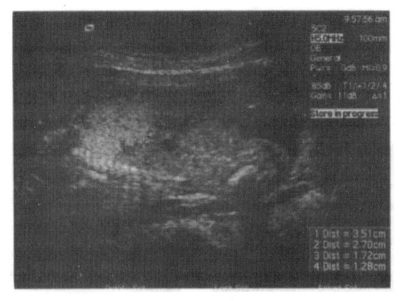

**图3-4　Ⅲ型肺囊腺瘤**

病变累及一侧肺时，常使心脏移位。至胸腔的左下角或右下角，对侧肺多发育不良，显示少许肺组织回声或肺组织显示不清。横膈向下移位，且形态发生变化，向腹部突出。肿大的肺组织压迫横膈使其向反面凸出，膈肌凸面反转。常合并有胎儿腹水、胎儿水肿、羊水增多。胎儿心脏受挤压，下腔静脉血流回流受阻，可合并心功能不全表现，可有二尖瓣、三尖瓣反流，静脉导管PI值升高，A波流速降低，甚至反向。

2. 诊断注意点

肺分离表现为均匀一致的强回声，易和Ⅲ型肺囊腺瘤混淆。但肺分离多发生在下叶肺，循环起源于体循环，胸或腹主动脉上段进入分离肺。支气管囊肿多为单发，靠近支气管。气管闭锁可见双侧肺体积增大，回声增强。伴有水肿和羊水少。

（八）肺分离

肺的某一部分与正常肺分离，分离的肺组织不与气管相通，由主动脉供血，分离肺位于胸膜内，被正常肺包绕，为叶内型，分离肺由胸膜覆盖，为叶外型。分离肺最常见于肺下叶与横膈之间，也可见于胸腔外，如纵隔、腹腔等。

1. 声像图表现

（1）胸腔或腹腔内见光点细而均匀的强回声。

（2）彩色多普勒显示病灶内血流信号，与胸主动脉或腹主动脉上段相连续，少数肺分离病灶可以双重供血，肺动脉与主动脉同时供血。静脉回流可以是病变侧肺静脉，也可以回流到奇静脉（如图3-5）。

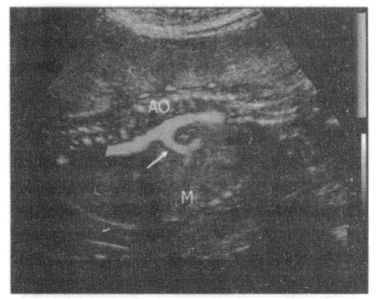

**图3-5 肺分离**

注：AO示主动脉，箭头示供血动脉，M示肺包块

2. 诊断注意点

肺腺瘤样畸形Ⅲ型声像图表现酷似肺分离，彩色多普勒对鉴别诊断有帮助，肺腺瘤样畸形血流不如肺分离容易显示，与腹主或胸主动脉没有延续关系。

肺分离的预后与病变严重程度有关。病变较轻者可无任何症状，直到成年后，因肺部感染或其他症状做检查时才被发现。若纵隔移位明显、出现胎儿胸腔积液和水肿时，预后往往较差。

（九）肺发育不良

肺发育不良相对常见，主要因为肺细胞、气道、肺泡量减少，使得肺的大小和重量减少，虽然已有可供选择的病理标准，但近期提出，肺与胎儿体重和重量比例降低为诊断胎儿肺发育不良的一种方法。

声像图表现：①心围/胸围比值增大。②胸围/腹围比值减小。③三维超声容积测量，以及磁共振成像（magnetic resonance imaging，MRI）肺体积计算，估计肺的发育。

### （十）胎儿膈疝

膈肌发育通常在孕9周以前完成，先天性膈疝包括胸腹裂孔疝、胸骨后疝及食管裂孔疝。

1. 声像图表现

膈疝时，可见胃、小肠及肝疝入胸腔，纵隔移向对侧。左侧膈疝容易发现，这是由于胃和小肠内充满液体，呈无回声，增加了与呈稍强回声的胎肺的对比。右侧膈疝较难诊断，这是由于肝回声与肺相近，注意在右侧胸腔内发现胆囊回声为诊断右侧膈疝的有力依据。

胸骨后膈疝：缺损位于胸骨后膈肌，疝孔多偏右侧，肝、肠、胃均可能疝入，可合并其他畸形。

食管裂孔疝：见胃泡进入纵隔，与心脏并排显示。动态观察，胃泡形态及大小均发生变化。

2. 诊断注意点

28周以前诊断为膈疝者，可建议患者终止妊娠。诊断较迟或继续妊娠者，应进行染色体检查及详细超声检查，鉴别有无合并其他畸形。

### （十一）先天性食管闭锁

先天性食管闭锁是由一段食管腔完全闭合引起的食管梗阻，伴有或不伴有气管食管瘘，占活产婴的1/3 000。

1. 声像图表现

胎儿上腹部找不到胃泡或仅见小的胃泡，如合并有气管食管瘘，胃泡仍可以显示；羊水多，可能在胎儿会厌部位或稍下方见到囊袋样回声。羊水进入肠腔减少，显示肠腔回声增强。腹围减小，胸围可以大于腹围。

2. 诊断注意点

凡是能引起上消化道梗阻的疾病，都会出现羊水多，如妊娠期多次超声检查均有羊水多，应特别注意胎儿可能有食管闭锁合并气道食管瘘。

## （十二）十二指肠闭锁

十二指肠闭锁主要原因是肠管重建失败，肠空泡化受阻，或空泡化不完全导致肠腔狭窄或闭锁。主要表现为羊水增多。

声像图表现：①胎儿上腹部或中腹部见两个并行排列的无回声空泡结构，称"双泡征"。在心脏下方的空泡为胃泡，肝下方的空泡为扩张的十二指肠肠管，仔细扫查，两个空泡之间可以沟通。②见不到充液的结肠及小肠回声，小肠呈一团迂曲状光团回声。③羊水过多。

## （十三）脐膨出

由于先天性腹壁发育不全，在脐孔周围发生缺损，内脏由此突入脐带基底部。其中突出的内脏一般为小肠，严重者肝、胰、脾均可于脐部突出。

声像图表现：①胎儿腹部正中（脐部）有缺损，缺损处突出一界线清楚的球形包块，根据突出成分不同，疝囊内可有肠管、肝、脾、胃等。突出物外包有一层囊，囊壁薄。可呈多囊状，囊内见多条光带回声。脐血管常附着于膨出的囊上，沿囊表面行走。②可同时合并其他畸形，如脊柱侧弯、单脐动脉、羊水多等。③彩色及频谱多普勒在膨出囊上可显示脐血管血流，或膨出内脏血流信号，合并脐带过短时，可在一个断面上观察脐带从胎儿流至胎盘的全段血流。

## （十四）腹裂

腹裂指脐旁腹壁全层缺损，是腹部严重的畸形。裂口的长短、宽窄不等，裂口小者2~3 cm，只有肠腔从裂口脱出，裂口大者肝、胃、小肠及心脏全部脱出。

1. 声像图表现

（1）腹壁连续性中断，有肠管通过脐旁缺损处突出。脱出的肠腔漂浮在羊水中，没有包膜覆盖，肠管回声增强。

（2）裂口较小时，脱出的肠腔可嵌顿于裂口，此时可见腹腔内的空腔脏器扩张。裂口大时，肝、脾、心脏均可脱出，漂浮在羊水中。

（3）脐血管与腹壁连接是正常的，彩色多普勒可显示胎儿腹壁与脐血管的血流连接关系。

2．诊断注意点

注意与脐膨出鉴别，脐膨出内脏外有囊包绕，腹裂没有囊包绕。脐带与腹壁的连续关系是否正常，是腹裂与脐膨出的鉴别点。

## （十五）肾缺如

肾缺如又称肾不发育，是由于中肾管未长出输尿管芽，从而不能诱导生后肾原基使其分化为后肾。

1．声像图表现

（1）双肾缺如直接征象：膀胱不显示，未见双侧肾及羊水过少。

（2）肾上腺失去了正常的三角形或帽形，位置发生改变，呈长条形且与脊柱平行，称为肾上腺平卧。

（3）羊水过少，甚至无羊水，造成肺发育不良，肢体受挤压出现肢体畸形（手脚畸形、腿弯曲、髋关节脱位）。面部受挤压出现特殊面容（耳部位低、皮肤过多、双眼内眦间皮肤皱褶、鹦鹉鼻和下巴退缩）。

（4）彩色多普勒血流显像不能显示双侧肾动脉。

2．诊断注意点

当诊断单侧肾缺如时，需注意与异位肾及肾发育不良鉴别。

## （十六）婴儿型常染色体隐性遗传多囊肾病

婴儿型常染色体隐性遗传多囊肾病又称婴儿型多囊肾，是一种常染色体隐性遗传病。

1．声像图表现

（1）双侧肾对称性、均匀性增大，占据整个腹腔，腹围明显增大。

（2）肾回声增强。

（3）羊水过少。

（4）膀胱不显示（如图3-6）。

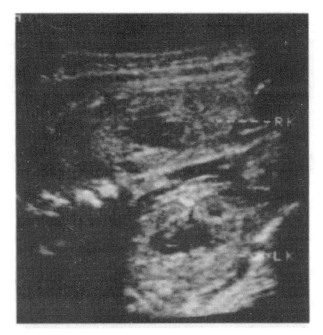

图3-6 I型多囊肾

2．诊断注意点

早期肾轻度增大的胎儿，要注意密切随访观察。由于孕24周前本病胎儿肾和羊水量均可能在正常范围内，因此本病早期诊断较困难。

（十七）多囊性发育不良肾

多囊性发育不良肾（Potter II 型）比较常见，表现为集合管囊性扩张。本病无遗传，以男性多见，常为单侧发病，对侧肾多发育正常。但双侧发病概率高达23%。

1．声像图表现

（1）病变侧肾形态失常，体积可增大或减小。

（2）病变侧可见多个大小不一的囊性无回声区，囊与囊之间互不相通，肾周围无正常的肾皮质，亦不能显示正常的集合系统回声。

（3）双侧多囊性发育不良肾，常有羊水过少及膀胱不显示等特征。

2. 诊断注意点

本病与肾积水相鉴别，前者肾形态失常，未见正常的肾皮质，后者肾椭圆形结构基本不变，可见正常的肾皮质结构。鉴别要点主要是囊性无回声区之间是否相通，后者是相通的。

## （十八）先天性肾盂输尿管连接处梗阻

先天性肾盂输尿管连接处梗阻是胎儿和新生儿肾积水最常见的原因。

1. 声像图表现

（1）肾盂、肾盏扩张，但输尿管、膀胱等不扩张。

（2）羊水量多正常，但部分病例表现为羊水过多。即使为双侧梗阻，也可有羊水正常或过多。

（3）约25%的病例可合并有其他肾畸形，包括多囊性发育不良肾，肾发育不良或缺如，约12%可伴有肾外畸形。

2. 诊断注意点

本病与重复肾所引起的肾积水鉴别，前者肾积水是居中的，后者有两个肾盂，上肾盂扩张而下肾盂多正常、同侧输尿管扩张和输尿管疝。

## （十九）膀胱输尿管连接处梗阻（非反流性输尿管扩张）

膀胱输尿管连接处梗阻占胎儿肾积水的10%左右。

1. 声像图表现

（1）肾积水。

（2）输尿管扩张，走行弯曲，并与肾盂相通。

（3）羊水量正常。

2. 诊断注意点

扩张的输尿管应与邻近的肠管相区别，侧动探头，找到输尿管与肾盂的连接，有助于鉴别诊断。

## （二十）膀胱流出道梗阻

膀胱流出道梗阻可继发于各种不同的病理过程。绝大多数病例为男孩，女孩也可出现尿道梗阻。男孩后尿道瓣膜是最常见的原因，女孩尿道梗阻的主要原因是骶尾部发育畸形或尿道闭锁。

1. 声像图表现

（1）膀胱明显扩张及膀胱壁明显增厚。

（2）后尿道明显扩张。典型表现为后尿道似"钥匙孔"样与膀胱相通，此种征象常因显示平面不满意而不能显示。

（3）双侧输尿管扩张及双肾积水。肾积水偶可表现为非对称，一侧肾明显，一侧肾表现较轻。

（4）超过50%的患者羊水过少，由于本病只发生在男性，因此对疑似者检查男性生殖器，有助于确诊。

2. 诊断注意点

本病与膀胱输尿管连接处梗阻相鉴别，后者常常表现单侧肾积水及输尿管的扩张，膀胱未见异常。

## （二十一）软骨发育不全

软骨发育不全是一种致死性软骨营养障碍，发生率是1/40 000，为常染色体隐性遗传。病理分为Ⅰ型与Ⅱ型，Ⅰ型除短肢外，还表现为脊柱或颅骨未骨化，可伴有肋骨骨折。Ⅱ型较Ⅰ型轻，多不伴有肋骨骨折。

1. 声像图表现

（1）胎儿头颅稍大，面圆、双顶径、头围径线与孕周相符。

（2）胸腔狭小。

（3）腹部较膨隆。

（4）胎儿四肢明显短小，和头、躯干比例不对称。

（5）胎儿四肢长骨低于该孕周的3个标准差以上。

（6）Ⅰ型可合并肋骨骨折。

（7）可表现长骨干骨骺端缺失。

（8）可合并羊水多。

2. 诊断注意点

当合并有胎儿宫内生长迟缓时，诊断难度增加，胎儿宫内生长受限，头围、腹围和四肢应对称性小于孕周。与致死性侏儒鉴别诊断困难。

## （二十二）致死性侏儒

致死性侏儒有致死性骨骼畸形，以长骨极其短小，尤其是近端长骨如股骨、肱骨短小为特征。

1. 声像图表现

（1）长骨极短，伴弯曲，以股骨、肱骨明显。

（2）胸腔狭小。

（3）大的头颅。

（4）常合并其他畸形。

（5）羊水多。

2. 诊断注意点

本病需与成骨发育不良Ⅱ型、软骨发育不全鉴别。

## （二十三）成骨发育不良

成骨发育不良是一种少见的先天性骨骼发育障碍性疾病，又称脆骨-蓝巩膜-耳聋综合征。其特征是多发性骨折、蓝色巩膜、进行性耳聋、牙齿改变、关节松弛和皮肤异常。

1. 声像图表现

（1）胎儿颅骨壁薄如纸，常有塌陷。

（2）胸部变形，肋骨有骨折表现。

（3）四肢长骨短而宽、弯曲、成角，亦可在宫腔内骨折。

2. 诊断注意点

本病需要与软骨发育不全Ⅰ型和致死型侏儒鉴别。

## （二十四）桡骨缺失

桡骨缺失或发育不良是一种常染色体隐性遗传病。

声像图表现：①胎儿前臂桡骨缺失。②几乎没有正常腕关节，腕关节呈锐角弯曲，双手掌几乎紧贴前臂内侧为本病特征性表现。③常有拇指缺失。④多为对称性桡骨缺失，但也有表现单侧桡骨缺失。⑤可以有染色体异常的其他表现，如淋巴水囊瘤、腹壁缺损、先天性心脏病等表现。

## 四、胎儿先天性心脏病

### （一）心脏位置异常

心脏位置异常包括胸外心脏位置异常及胸内心脏位置异常，分为右位心、左位心和中位心。

### （二）房间隔缺损

房间隔缺损包括原发孔型房间隔缺损和继发孔型房间隔缺损。

临床及声像图表现：胎儿期诊断应慎重。卵圆孔的存在使该诊断较为困难。通常只能肯定较大的继发孔型房间隔缺损。

### （三）室间隔缺损

室间隔缺损占全部心脏畸形的30%，单发或合并其他心内畸形。依缺损发生部位的不同可分为膜周部缺损、漏斗部缺损和肌部缺损。其中，膜周部缺损占所有室间隔缺损的75%。

声像图表现：单发的大的室间隔缺损超声表现为室间隔的回声连续性中断。通常使用四腔心切面、左室流出道切面和大血管短轴切面。小的室间隔缺损，常常不易被检出。

### （四）房室通道

房室通道分为完全性房室通道和部分性房室通道。常伴染色体异常，多为唐氏综合征（21三体综合征）。

完全性房室通道四腔心切面较容易确诊，由房室间隔和房室瓣在心脏中央形成的"十"字交叉图像消失，四个心腔相互交通。仅见一组共同房室瓣在心脏中央启闭运动。对位不良的房室瓣可引起一侧心室发育不良和另一侧心室扩大。部分病例可伴有大动脉异常。

### （五）左心发育不良综合征

左心发育不良综合征是指左心室狭小、二尖瓣狭窄或闭锁及主动脉瓣狭窄或闭锁。病因可能与常染色体隐性遗传有关。

## （六）单心室

单心室占所有先天性心脏病的1.5%，是指以心房在房室连接处均与一个心室腔相连为特征的一组先天性心脏畸形。包括两个心房由两个明显的房室瓣或共同房室瓣与一个主要的心室连接，如单心室双入口；也包括如二尖瓣或三尖瓣闭锁这样的由缺少一侧房室连接引起的一侧心室不发育或形成残余心腔的一组先天异常。

声像图表现：①双入口型的单心室：两组房室瓣均开向单一的心室腔。无明显的室间隔。超声检查在形态学上需要辨认左心室、右心室或难以辨认，但多数表现为左心室。②二尖瓣或三尖瓣闭锁型的单心室，也仅见一组房室瓣开向一个主要的心室腔，另一侧心腔很小，形成残余心腔，或者似一团块状肿瘤。③通常探测由单心室发出的大血管走行较困难，需要与左心发育不良综合征、有完整的室间隔的肺动脉闭锁相鉴别。④可合并内脏异位、右位心等。

## （七）三尖瓣下移畸形

部分或整个三尖瓣瓣叶没有附着于正常部位的三尖瓣环，而是向下移位，异常附着于右室壁。主要病变发生于三尖瓣的隔叶和后叶，少数有前叶的改变。

声像图表现：①四腔心切面显示右房扩大明显，右室缩小。②三尖瓣隔瓣于室间隔的附着点下降，瓣叶回声异常。③彩色多普勒可见右房内的三尖瓣反流。

## （八）永存动脉干

永存动脉干占先天性心脏病的0.5%~3%，以一支发自心脏的骑跨于室间隔上的大血管来供应体循环、肺循环和冠脉循环为特征。胎儿超声心动图表现具有特征性。96.5%永存动脉干有室间隔缺损，30%合并其他心外畸形。

声像图表现：①左室长轴可见室间隔之上骑跨-扩大的主动脉根。②仅见一组动脉瓣，瓣膜多有异常。③四腔心切面可见大的室间隔缺损。④主动脉弓源于共同动脉干。⑤多数无动脉导管。⑥肺动脉主干及其分支有多种发生形式，分为四种类型。需要操作者有娴熟的操作技巧分辨和追踪肺动脉。⑦可合并单心室、单心房、主动脉弓离断、右位主动脉弓等。

## 五、胎盘异常

### （一）前置胎盘

胎盘长到子宫内口的附近或跨过它形成前置胎盘。

前置胎盘有以下分类。①中央性前置胎盘：子宫内口完全被胎盘覆盖。②部分性前置胎盘：胎盘边缘部分覆盖子宫内口。③边缘性前置胎盘：胎盘边缘部分达子宫内口，未覆盖子宫内口。④低置胎盘：胎盘边缘与子宫内口相距3 cm以内。

1. 中央性前置胎盘

（1）子宫峡部以下的前后壁均有胎盘光点分布，子宫内口全被胎盘覆盖。

（2）胎头或胎体与膀胱间距增宽，正常妊娠时，胎头紧靠膀胱壁。

2. 部分性前置胎盘

（1）分为前壁部分性前置胎盘和后壁部分性前置胎盘。

（2）前壁部分性前置胎盘位于子宫前壁，胎盘边缘覆盖子宫内口前部分，胎头与膀胱间距增大，绒毛膜板回声清晰。

（3）后壁部分性前置胎盘位于后壁，胎盘边缘覆盖子宫内口后部分，胎头靠前，与子宫后壁之间空隙较大，绒毛膜板回声清晰，轻轻推胎头，可显示一个由膀胱、胎头和绒毛膜板形成的三角区。

3. 边缘性前置胎盘

（1）胎盘边缘刚达内口，但未覆盖子宫颈内口，胎儿为头位，则可显示胎头、绒毛膜板和充盈的膀胱三者所构成的三角区。

（2）如胎儿臀位，子宫下段羊水较多，加上充盈的膀胱，使胎盘最低部位显像清楚。

4. 低置胎盘

根据绒毛膜板的线状回声和子宫内口关系进行判断，胎盘下缘与子宫内口相距3 cm以内为低置胎盘。

### （二）胎盘早剥

1. 临床表现

正常位置的胎盘，从妊娠20周至胎儿娩出前，部分或全部与子宫壁发生分离，称为胎盘早剥。

2. 声像图表现

（1）显性剥离，胎盘的形态可无变化；隐性剥离，则显示剥离区的胎盘增厚，向羊膜腔膨出，胎盘厚度＞5 cm。

（2）胎盘与子宫壁之间回声杂乱，随胎盘剥离时间的不同，声像图表现形式多样，剥离时间长者，血液凝固成血块，可呈强回声或光团回声。胎盘刚剥离，血液尚未凝固，呈无回声区。

（3）剥离面小，脐带及胎儿体内仍有血流显示，剥离面大，胎儿死亡，脐带及胎儿体内均无血流信号显示。胎盘剥离面过大，出现胎死宫内。如血液破入羊膜腔，羊水内可见漂浮的光点或光团回声。

（4）胎盘基底部与子宫剥离面部位无血流信号显示，而未剥离的胎盘基底部及胎盘实质内均有血流信号显示，二者之间形成明显的分界。通过子宫黏膜层与胎盘基底部血流信号的显示，估计胎盘的剥离面积。

（5）超声对比造影剂显示剥离部分造影剂灌注缺失，胎盘未剥离部分则有造影剂灌注，二者分界清楚，显著提高了胎盘早剥诊断的准确性，尤其是对小面积的显性胎盘早剥。

3. 诊断注意点

（1）子宫肌壁局部收缩。

（2）胎盘后子宫壁间肌瘤。

（3）胎盘后静脉丛。

（4）胎盘内静脉血窦。

（5）子宫破裂。胎儿与胎盘均可能从子宫破口进入腹腔，胎儿已死亡，使得图像变得复杂和不易识别。碰到上述情况，需仔细扫查子宫壁各部位。

### （三）胎盘植入

1. 临床表现

胎盘植入是指胎盘绒毛因子宫蜕膜发育不良等原因而植入子宫肌层，根据植入面积分为完全性与部分性植入。胎盘绒毛粘连达肌层称为胎盘粘连，侵入肌层称为胎盘植入，穿透肌层称为胎盘穿透。

2. 声像图表现

（1）对胎盘基底部与子宫黏膜层界线不清，胎盘基底部见多个小的低回声或无回声，结合临床曾有过剖宫产史、子宫内膜炎、多次人工流产或妊娠史的，应警惕胎盘植入的可能。

（2）彩色多普勒血流图：在胎盘植入部位的子宫肌壁内显示血流信号较丰富，并可记录到滋养层周围的血流频谱。

（3）中央性前置胎盘全孕期未出血，应特别注意胎盘附着部位子宫肌壁及膀胱壁的血流变化。在肌壁处或膀胱壁处测到滋养层血流，应考虑胎盘植入。

（4）超声造影对子宫胎盘灌注时，清楚观察到胎盘着床子宫部位与子宫浆膜层的关系，从而判断有无植入与穿孔。胎盘植入穿透造影可以显示植入与穿透部分的子宫浆膜层呈现毛刺样改变。MRI亦可以作为辅助诊断手段之一。

### （四）胎盘绒毛膜血管瘤

1. 临床表现

胎盘肿瘤多为绒毛膜血管瘤，通常位于胎盘实质内。小的肿瘤多无症状，大的肿瘤可伴有羊水过多或产前出血。部分可出现胎儿循环的动静脉瘘，可见高输出量心力衰竭及胎儿水肿。大的绒毛膜血管瘤可出现消耗性凝集疾病及微血管病性溶血性贫血。

2. 声像图表现

（1）胎盘组织中见一实质性界线清楚的肿块，多突向胎儿面，肿块内可呈低回声，部分呈无回声及部分呈强回声。

（2）部分病例合并羊水过多、胎儿宫内发育迟缓及胎儿心功能不全等异常情况。

（3）彩色多普勒可显示瘤体供血血管来自胎盘，测到静脉性或低阻力动脉频谱。

3. 诊断注意点

（1）注意与胎盘早期剥离鉴别。胎盘绒毛膜血管瘤彩色多普勒在肿块内测到血流信号。监测胎动及胎心是否正常，有助于鉴别诊断。

（2）注意与转移到胎盘的恶性肿瘤鉴别。恶性黑色素瘤是最常见转移到胎盘的恶性肿瘤，几乎占报道病例1/3，白血病及淋巴瘤占另2/3。在大多数病例中，肿瘤是在绒毛间隙，很少种植在胎儿，这种病例鉴别在于注意其母亲是否患原发疾病。

# 六、脐带异常

## （一）脐带脱垂

### 1. 临床表现

引起脐带脱垂的因素有脐带过长、脐带纤细、臀位、羊水过多、胎膜早破、多胎、胎儿畸形、子宫宫颈功能不全等。

脱垂的类型有：①脐带下移至胎儿耳朵水平，称为隐性脐带脱垂。②脐带下移至胎头前部，称为脐带先露或脐带前置。③提早破水、宫口已开，脐带脱入阴道称为脐带脱垂。

### 2. 声像图表现

（1）隐性脐带脱垂，脐带下移至胎儿耳朵水平，在羊水暗区内见到小等号样脐带光带回声，如合并羊水少或无前羊水，则诊断难度较大。

（2）脐带脱垂，在已开放宫颈口处及阴道内，在羊水衬托下，可显示脐带的信号回声。

（3）可在胎儿耳旁或胎头前方及宫颈、阴道处显示脐血管红、蓝相间的彩色血流信号，并可测到脐动脉、脐静脉频谱。

## （二）脐带囊肿

声像图表现：①脐带内见无回声暗区，彩色多普勒暗区内无血流信号，而脐血管内有红、蓝血流信号。②尿囊囊肿靠近脐带根部，呈圆形或椭圆形，有一定的张力。尿囊囊肿可与膀胱相通，随尿液的排空与充盈，囊肿表现为增大或缩小。二者之间可有交通。

## （三）单脐动脉

### 1. 临床表现

单脐动脉又称脐带双血管（single umbilical artery），是较少见的脐带血管数目异常，发生率为0.2%～1%。并发多种畸形。

### 2. 声像图表现

（1）脐血管仅显示两根血管，单一的脐动脉较正常脐动脉粗。

（2）彩色多普勒：纵切显示两根脐血管呈一红一蓝并行走向，螺旋排列稀疏，横切呈一红一蓝两个圆环结构。正常胎儿盆腔膀胱显示两根脐动脉包绕膀胱而行。单脐动脉仅显示一根血管走行在膀胱周边，脐动脉S/D比值多数显示正常，部分病例显示测值偏高。

（3）单脐动脉常合并多种畸形，表现相应器官畸形声像图特征。

3. 诊断注意点

（1）单脐动脉和诸多高危因素关系密切，脐血管应列为产前超声监测的常规项目。

（2）单脐动脉常和多发畸形并存，发现单脐动脉后，应仔细全面扫查胎儿各个器官，避免漏诊畸形，特别是致死性多种畸形共存，如先天性心脏病、双肾缺如、消化道闭锁、肾上腺缺如等。注意与染色体异常的关系。

## 七、羊水异常

### （一）羊水过少

1. 临床表现

足月妊娠羊水量<300 mL者称羊水过少。与胎儿泌尿道畸形、过期妊娠、慢性羊水漏出等原因有关。羊水过少可致胎儿肌肉骨骼畸形，如马蹄内翻足活动受限、臀位、肺发育不全，无羊水缓冲作用，宫缩时，子宫壁直接压迫脐带、胎体，使胎儿产出时突然死亡。胎膜黏附于肢体，形成羊膜带综合征，致多发畸形。

2. 声像图表现

（1）羊水量明显减少。

（2）羊水池最大垂直深度≤3 cm或羊水指数<7 cm，

（3）胎儿与羊水界面不清。

（4）胎儿小肢体明显聚拢。

### （二）羊水过多

1. 临床表现

正常妊娠羊水量超过2 000 mL者称羊水过多，发生率为0.4%～3.3%。约2/3的病例为特发性的，约1/3的胎儿伴有先天性畸形。

2．声像图表现

（1）羊膜腔内见大片羊水液性暗区。

（2）胎儿相对显得较小，活动频繁。

（3）胎儿不活动时，常卧于子宫后壁。

（4）羊水最大平段大于8 cm，有学者提出轻度羊水过多时，羊水最大平段为8～11 cm（80%）；中度时12～15 cm（15%）；重度时≥16 cm（5%）。

（5）羊水指数＞24 cm。

（6）注意和羊水过多胎儿相关畸形鉴别。

# 第二节　流　产

妊娠于28周前终止，胎儿体质量不足1 000 g，称为流产（abortion）。妊娠不足12周发生流产者称为早期流产，发生于12周至不足28周者称为晚期流产。按流产的发展过程分为先兆流产、不全流产、难免流产和完全流产。胚胎在子宫内死亡超过2个月仍未自然排出者称为过期流产。自然流产连续3次或3次以上者称为习惯性流产。

早期流产的原因多数是遗传因素（如基因异常），还有母体因素（如孕妇患急性传染病、胎儿感染中毒死亡、黄体功能不足等），此外母儿双方免疫不适应或血型不合亦可引起流产，晚期流产则因宫颈内口松弛、子宫畸形等因素所致。

## 一、诊断

（一）临床表现

1．先兆流产

妊娠28周前出现少量阴道出血和（或）轻微下腹疼痛或腰酸下坠感，无破水及组织排出，妊娠反应持续存在；检查宫口未开，胎膜未破，子宫大小与停经月份符合；妊娠试验阳性；B超显示有孕囊及胚芽，孕7周以上者有胎心波动。若胚胎发育正常，经休息和治疗后出血及腹痛消失，妊娠可以继续；若胚胎发育异常或出血增多、腹痛加重，则可发展为难免流产。

2. 难免流产

多由先兆流产发展而来，流产已不可避免。阴道出血量增多（常多于月经量），腹痛加重，呈阵发性下腹坠胀痛，可伴有阴道流水（胎膜破裂）。妇科检查见宫口已扩张，可见胚胎组织或胚囊堵塞于宫颈口，子宫大小与停经月份符合或略小，尿妊娠试验可呈阴性或阳性，B超宫腔内可见胚囊胚芽，有时可见胎动及胎心搏动。

3. 不全流产

妊娠物已经部分排出子宫，尚有部分残留于子宫内，由难免流产发展而来。残留妊娠物影响子宫收缩，有持续性阴道出血，严重者可发生休克。检查时，可发现患者宫颈口扩张，有血液自宫颈口流出，有时可见妊娠物在宫颈口或阴道内出现，部分仍残留在宫腔内，子宫大小一般小于停经月份。

4. 完全流产

常发生于妊娠8周以前或12周以后。经过腹痛及阴道出血后，妊娠产物已完全排出，阴道出血逐渐停止或仅有少量出血，腹痛消失。妇科检查见宫口关闭，子宫略大或已恢复正常大小，妊娠试验阴性或阳性，B超显示宫腔线清晰，可有少量血液，但无组织残留。

5. 过期流产

胚胎或胎儿在宫内已经死亡，但没有自然排出。胚胎或胎儿死亡后子宫不再继续增大，反而缩小。妊娠反应消失，胎动消失。检查时，发现宫颈口关闭，子宫小于停经月份，听不到胎心。

6. 习惯性流产

每次流产往往发生于相同妊娠月份，流产经过与一般流产相同，早期流产的原因常为黄体功能不全、甲状腺功能低下症、染色体异常等。晚期流产较常见的原因为宫颈内口松弛、子宫畸形、子宫肌瘤等。

7. 孕卵枯萎

孕卵枯萎也称为空卵，在超声检查时，发现有妊娠囊，但是没有胚胎，说明胚胎已经死亡，不再发育。

8. 流产感染

流产过程中，若出血时间长、有组织残留、非法堕胎或不洁性生活可引起宫腔内感染，严重者感染可扩散到盆腔、腹腔乃至全身，引起盆腔炎、腹膜炎、败血症，甚至感染性休克。患者除有一般流产症状外，尚有发热、下腹痛、阴道分泌物味臭或流脓性液体等感染症状及相应体征，可因感染性休克而导致患者死亡。

（二）辅助检查

1. 妊娠试验

胚胎或绒毛滋养细胞存活时，妊娠试验阳性，当妊娠物与子宫壁分离已久失活时，妊娠试验阴性。

2. 激素测定

定期测绒毛膜促性腺激素、胎盘催乳素、雌二醇及孕酮的含量，动态观察其变化情况，如有进行性下降，提示将发生流产。

3. 细菌培养

疑有感染时，做阴道或宫腔拭子的细菌培养及药物敏感试验，有助于感染的诊断和治疗。

4. B超检查

显示子宫增大，明确宫腔内有无孕囊、胚胎、胎心搏动及残留组织或积血，以协助诊断。

5. 病理检查

对于阴道排出的组织，可以用水冲洗寻找绒毛，以确定是否为妊娠流产。对于可疑的病例，要将组织物送病理检查，以明确诊断。

（三）诊断要点

（1）生育年龄妇女，既往月经规律，若有月经过期，出现早孕反应，妇科检查子宫增大，尿妊娠试验阳性，应诊断为妊娠。

（2）妊娠后阴道出血、下腹坠痛、腰骶酸痛，要考虑流产的可能。流产可以分为许多种类型，在诊断时需要根据不同的病史、临床表现及辅助检查来进行判断和区分。

（四）鉴别诊断

流产需要与异位妊娠、葡萄胎、功能失调性子宫出血、盆腔炎及急性阑尾炎等进行鉴别。

1. 异位妊娠

异位妊娠的特点是有不规则阴道出血，可有腹痛，但常为单侧性；超声检查显示宫腔内无妊娠囊，在宫腔以外部位，特别是输卵管部位可见妊娠囊或液性暗区；HCG水平较低，倍增时间较长。

2. 葡萄胎

葡萄胎的特点是有不规则阴道出血，子宫异常增大而软，触摸不到胎体，无胎心和胎动；B超检查显示宫腔内充满弥漫的光点和小囊样无回声区；HCG水平高于停经月份。

3. 功能失调性子宫出血

功能失调性子宫出血的特点是有不规则阴道出血，子宫不增大，B超检查无妊娠囊，HCG检查阴性。

4. 盆腔炎、急性阑尾炎

一般无停经史，尿妊娠试验阴性，HCG水平正常，B超检查宫腔内无妊娠囊，血白细胞计数$>10 \times 10^9/L$。

## 二、治疗

（一）先兆流产

1. 一般治疗

卧床休息，避免性生活。

2. 药物治疗

①口服维生素E，每次10 mg，每天3次。②肌内注射孕酮，每天20 mg，共2周。③肌内注射HCG，每天1 000 U，共2周；或隔天肌内注射HCG 2 000 U，共2周。

3. 其他治疗

经过治疗后，进行定期随访，症状加重或胚胎（胎儿）死亡时，及时手术终止妊娠。

## （二）难免流产

治疗原则是尽早排出妊娠物。

1. 药物治疗

晚期流产时，子宫较大，可静脉滴注缩宫素，具体方法是缩宫素10 U加入5%葡萄糖溶液500 mL静脉滴注；加强子宫收缩，维持有效的宫缩。

2. 手术治疗

早期流产时，行吸宫术或刮宫术。晚期流产当胎儿及胎盘排出后，检查是否完整，必要时行清宫。

## （三）不全流产

1. 药物治疗

出血时间长，考虑感染可能时，应给予抗生素预防感染。

2. 手术治疗

用吸宫术或钳刮术清除宫腔内妊娠残留物，出血量多者输血。

## （四）完全流产

一般不予特殊处理，必要时给予抗生素预防感染。

## （五）过期流产

胚胎死亡时间长，可能会发生机化与子宫壁粘连，也可能会消耗凝血因子，造成凝血功能障碍，导致大量出血，甚至弥散性血管内凝血。因此，在处理前应先进行凝血功能的检查（血常规、出凝血时间、血小板计数、纤维蛋白原、凝血酶原时间、血浆鱼精蛋白副凝固试验、血型检查），并做好输血准备。

1. 一般治疗

凝血功能异常者，先输注血液制品或用药物纠正凝血功能，然后进行引产或手术。

2. 药物治疗

凝血功能正常者，口服己烯雌酚，每次5~10 mg，每天3次，共3~5天，以提高子宫对缩宫素的敏感性。子宫>12周者，可以用缩宫素、米索前列醇、依沙吁啶引产。具体方法如下：缩宫素10 U加入5%葡萄糖溶液500 mL静脉滴注；米索前列醇0.2 mg（0.2 mg/片）塞于阴道后穹隆，每隔4小时1次；依沙吁啶50~100 mg溶于5 mL注射用水，注射到羊膜腔内。

3. 手术治疗

子宫<12周者可行刮宫术，>12周者需要行钳刮术。

（六）习惯性流产

在下次妊娠之前，需要测定夫妇双方的A、B、O和Rh血型、染色体核型、免疫不合的有关抗体，以明确病因，对发现的异常情况进行相应的治疗。

（1）如果女方的卵巢功能和甲状腺功能异常，应及时补充孕酮、甲状腺素。

（2）如果有生殖道畸形、黏膜下肌瘤、宫颈功能不全等，应及时手术纠正。

（3）如果是自身免疫性疾病，可以在确定妊娠后，口服小剂量阿司匹林，每天25 mg，或泼尼松5 mg/d，或是皮下注射肝素5 000 U/12 h治疗，持续至分娩前。目前推荐阿司匹林为首选方案，因为其效果肯定且不良反应比较少。

（4）如果是男方精液异常，进行相应的治疗。

（七）孕卵枯萎

确诊后，行吸宫术或刮宫术。

## 三、病情观察

对流产患者，除了要观察主要症状如腹痛和阴道流血的变化，还要了解其子宫的大小、宫颈口是否扩张、是否有妊娠物、胎膜是否破裂，以及双侧附件的情况。近年来，B超检查在流产的诊断和观察中起了越来越重要的作用。通过超声检查，可以了解有无妊娠囊、胚胎或胎儿的大小、胎儿是否存活、是否有出血等，结合临床表现，基本上可以确定是哪一种类型的流产。

## 四、病历记录

（1）在门诊病历记录时，对流产患者的询问要详细，特别要重视记录既往生育史、月经史及末次月经情况。

（2）如果没有条件做超声检查，在诊断流产时，不要忘记考虑异位妊娠的可能性，并记录已经向患者和（或）其家属交代异位妊娠的可能。

## 五、注意事项

### （一）医患沟通

（1）对先兆流产的患者进行检查之前，要解释检查的必要性和安全性并征得患者的同意，因为检查会对子宫带来一定的刺激。如果没有征得患者的同意就进行检查，一旦出现流产，患者往往就会认为是检查本身造成了流产，从而引起不必要的纠纷。

（2）超声检查时，如果妊娠囊平均直径超过20 mm还没有胚胎出现，胚胎的头臀径超过5 mm还没有胎心搏动，则胚胎存活的可能性比较小。但是对于多年不孕，期盼生育的患者，可以考虑其继续观察，不要强求其接受刮宫，1~2周后再次复查。

（3）对于有停经、腹痛及阴道流血而要求保胎的患者，仅仅靠妇科检查不能诊断先兆流产，在保胎之前切记要进行超声检查，以确认是宫内妊娠。因为部分有此症状的患者是异位妊娠，盲目保胎会导致严重的后果，所以在保胎之前要向患者和其家属强调超声检查的必要性。即使是超声检查，在宫内见到妊娠囊，也不能完全放松，因为在异位妊娠患者中，有时宫内会出现假妊娠囊，所以保胎过程中，一旦出现症状和体征的突然改变，要想到异位妊娠的可能性。

### （二）经验指导

（1）早期流产多数是先有阴道流血，然后有腹痛，或是两者同时出现；而晚期流产则类似于早产，往往是先有腹痛，然后阴道流血。

（2）在所有的妊娠中，30%左右的患者会出现阴道出血，出血患者中有一定比例会流产，最常见的流产原因是胚胎染色体异常。

（3）在超声检查时，如果妊娠囊平均直径超过20 mm，还没有胚胎出现，胚胎的头臀径超过5 mm还无胎心搏动，则胚胎存活的可能性比较小。但是对于有疑问的病例，应该在几日以后再复查1次。

（4）流产最需要和异位妊娠进行鉴别诊断，因为一旦发生误诊，会危及患者的生命安全。

（5）妊娠8周之前，胚胎和蜕膜组织多数可以完全排出，出血不多。妊娠12周之后，胎盘已经完全形成，一般是先有腹痛，然后将胎儿和胎盘排出，在发生妊娠物残留时，出血比较多。在妊娠8～12周时，胎盘绒毛生长良好，流产时容易发生残留，出血可能会比较多。

（6）使用HCG保胎有一定的效果，但是还需要大样本、前瞻性的研究来判断其效果。

（7）超声检查时，如果子宫内容物厚度超过5 mm，一定有组织残留，可以通过药物治疗促进残留物的排出，并不是所有人都需要刮宫。

（8）流产后，要告诫患者不主张在3个月内再次怀孕，如果怀孕，流产率比较高。

# 第三节　早　产

妊娠满28周至不满37周终止者称早产（premature delivery），娩出的新生儿称早产儿，其出生体重不足2 500 g，器官发育尚不成熟，早产儿有比较高的并发症和死亡率。早产约占分娩总数的10%。早产儿中约有15%在新生儿期死亡，8%的早产儿留有智力障碍或神经系统后遗症。因此，防止早产应得到产科工作者的重视。早产的原因常与孕妇从事重体力劳动或吸烟、酗酒、有麻醉药瘾，以及各种妊娠并发症（如妊娠高血压综合征）等因素有关。

## 一、诊断

### （一）症状

患者主要的表现为子宫收缩，最初为不规律宫缩，与足月妊娠先兆临产相似，并常伴有少许阴道出血或血性分泌物，以后可发展为规律宫缩。在诊断时应与妊娠晚期出现的生理性宫缩区别。生理性宫缩为不规律、无痛感、不伴宫颈管消失。若子宫收缩规律，间隔5～6分钟，持续30秒以上，伴宫颈管短缩及进行性扩张时，则可诊断为早期临产。

## （二）体征

腹部检查时，可以感觉到间歇性的子宫收缩，阴道检查有时会发现少许出血，如果伴有胎膜早破，可以发现阴道内有羊水。子宫颈管有不同程度的消退，宫颈口扩张。

## （三）辅助检查

1. 实验室检查

（1）胎儿纤维连接蛋白（fetal fibronectin，fFN）。在妊娠期，fFN一般只出现在母亲的血液和羊水中，如果在宫颈黏液中出现fFN，预示在近期发生早产的可能性比较大。

（2）胰岛素样生长因子结合蛋白-1（insulin like growth factor binding protein-1，IGFBP-1）。在妊娠期，IGFBP-1一般只出现在母亲的血液和羊水中，其羊水中IGFBP-1的浓度要比血液中高100～1 000倍。如果在宫颈黏液中出现IGFBP-1，预示在近期发生早产的可能性比较大。

2. 特殊检查

（1）超声检查：通过超声检查可以估测孕周，大体判断胎肺成熟度；经会阴超声检查，可以了解子宫颈管的长度和宫颈口扩张的情况，如果宫颈口缩短、呈漏斗状、宫颈口扩张，则短期内分娩的可能性比较大。

（2）胎心监护：通过胎心监护可以了解宫缩的强度、频率及胎心变化情况。

## （四）诊断要点

（1）既往有流产、早产史者易发生早产。

（2）临床表现。①有规律宫缩出现，间歇5～10分钟，持续30秒以上，且逐渐加强。②阴道血性分泌物。③肛查子宫颈管缩短，宫口扩张≥2 cm。根据上述临床表现，可诊断为先兆早产。当胎膜已破，或宫口已开大4 cm以上，早产已不可避免。

（五）鉴别诊断

需要区分正常的生理性宫缩、先兆早产及早产临产，主要看宫缩的情况，以及是否有子宫颈管的进行性消退和宫颈口的扩张。孕晚期生理性子宫收缩一般不伴宫口开大，休息或用镇静药后能缓解或消失。

## 二、治疗

妊娠36周以上，可待胎儿自然分娩。妊娠36周以下，胎儿存活，无宫内窘迫，胎膜未破，估计新生儿生活能力低于正常，初产妇宫口开大2 cm以下，经产妇宫口开大4 cm以下，应抑制宫缩，尽量继续妊娠。

### （一）一般治疗

先兆早产阶段，应侧卧位休息，适当使用镇静药如苯巴比妥。

### （二）抑制宫缩

1. β-肾上腺素受体激动药

此类药物能激动子宫平滑肌中的 $\beta_2$ 受体，抑制子宫平滑肌收缩，使子宫松弛，从而抑制宫缩。常见不良反应有心率加快、血压降低、血糖升高等。服药前常规做心电图检查，心率>100次/分、糖尿病、青光眼者不宜服用。

2. 硫酸镁

硫酸镁的主要作用是镁离子直接作用于子宫肌细胞，拮抗钙离子收缩子宫的作用，达到抑制宫缩的目的。用法：25%硫酸镁20 mL加入5%葡萄糖250 mL中静脉滴注，半小时内输入；以后25%硫酸镁40 mL加入5%葡萄糖500 mL中静脉滴注维持，每小时2 g，宫缩减弱后每小时1 g维持，直到宫缩消失。用药过程中应注意：呼吸>16次/分，尿量>25 mL/h，膝腱反射存在，及其他无异常者，可以继续使用，反之则考虑硫酸镁中毒，可用10%葡萄糖酸钙解救。

3. 前列腺素合成酶抑制剂

前列腺素合成酶抑制剂可抑制前列腺素合成酶，减少前列腺素的合成或前列腺素的释放以抑制宫缩。常用药物有吲哚美辛及阿司匹林。因其可能导致动脉导管过早关闭而引起胎儿血液循环障碍，故目前此类药物已较少应用。

### 4. 钙通道阻滞剂

钙通道阻滞剂对宫缩的抑制作用也在研究中。

### （三）新生儿肺透明膜病的预防

当早产不可避免时，为促使胎儿肺成熟，预防早产儿发生新生儿肺透明膜病，如胎儿不足36周，可给予地塞米松，每次10 mg，静脉注射，每日1次，共2日；或地塞米松每次5 mg，肌内注射，每日2次，共2日。紧急情况下，可以经腹向羊膜腔内注射地塞米松10 mg，并同时取羊水行胎儿肺成熟度检查。

### （四）分娩时注意事项

行会阴侧切，缩短第二产程，减少胎儿头部受压，预防新生儿颅内出血。胎儿娩出后注意保暖，进行胎龄评分，不足37周按早产儿处理。

## 三、病情观察

### （一）诊断明确者

主要观察经过治疗后子宫收缩、宫颈口扩张的情况，必要时做胎心监护，以便准确了解宫缩的强度、频率，以及是否有胎儿窘迫的情况出现。

### （二）诊断未明者

对于尚未明确是生理性宫缩还是早产临床的患者，可以暂时不治疗，观察子宫收缩的情况和宫颈口扩张的情况。

## 四、病历记录

### （一）门诊病历的书写

详细记录宫缩出现的时间、频率、强度，了解是否同时伴有阴道流血或是有液体流出。同时，还要了解是否有引起宫缩的诱发因素。

### （二）住院病历的书写

（1）由于某些药物有一定的不良反应，在应用之前需要详细解释并取得患者或其家属的同意，并在病史中予以记录。

（2）在保胎过程中，如果决定终止妊娠，需要在病史中记录终止妊娠的理由，以及和患者或其家属交谈后的知情同意。

## 五、注意事项

### （一）医患沟通

（1）对于孕周比较小的早产要不要保胎，需要和患者及其家属进行充分的沟通。在医疗条件不够先进的情况下，妊娠32周，特别是妊娠30周之前出生的胎儿存活机会比较小，即使存活，也多数有较严重的后遗症。因此，对妊娠30周之前发生的胎膜早破，如果没有先进的医疗条件，一般不主张保胎。

（2）极低出生体重儿（出生体重<1 000 g）的存活率比较低，即使存活，发生严重后遗症的机会也比较大。这种孩子出生后，要及时与儿科医师一起与患者和其家属沟通，解释存在的各种风险，并在病史上记录谈话的时间和内容，希望患者或其家属能够理解并签字。

### （二）经验指导

（1）早产多数有比较明确的诱因，在诊断时要注意寻找诱因，如是否有阴道感染、胎盘早剥、胎膜早破等。

（2）目前临床上普遍存在对早产的过度诊断问题，往往会将生理性的宫缩或先兆早产诊断为早产临产，因而导致过度治疗。

（3）仅仅根据末次月经来判断是否早产并不可靠，大约有1/4的女性记不清楚自己的末次月经。在进行诊断之前，除了问清楚末次月经、早孕反应出现的时间及胎动出现的时间，还需要进行超声检查，以明确孕周。

（4）积极治疗泌尿生殖道感染，妊娠晚期节制性生活，预防胎膜早破，以达到预防早产的目的。

（5）妊娠前，积极治疗基础疾病，把握好妊娠时机；妊娠后，积极预防各种妊娠并发症。

（6）使用宫缩抑制药抑制宫缩时，应注意其不良反应，严密观察患者的呼吸、血压、脉搏等生命体征的变化，应用吲哚美辛时，还应注意胎儿动脉导管的开放情况。

（7）胎膜早破的早产新生儿，在进行期待治疗、促进胎肺成熟的同时，要注意应用抗生素，预防宫内感染的发生。一旦发生感染，要及时终止妊娠。

（8）应做好围生期保健，防止及纠正妊娠期并发症，针对不同病因采取不同防治措施。①改善营养状况，保持心情愉快，妊娠晚期孕妇应多卧床休息，取左侧卧位，增加子宫–胎盘血流，减少宫缩，防止早产。②定期产前检查，加强对高危妊娠的管理，积极治疗妊娠并发症。③宫颈内口松弛者，需要选择14～16周做宫颈缝合术。④有高危因素者，妊娠晚期禁止性生活。⑤B超监测宫颈，测量宫颈长度、宫颈内口扩张度等，对有早产危险者，给予宫缩抑制药治疗。

# 第四章　常用助产技术

## 第一节　缩宫素静滴术

缩宫素可选择性兴奋子宫平滑肌，促进宫颈成熟，增强子宫收缩力及收缩频率，临床上广泛应用于妊娠晚期引产及产程中催产加强宫缩，以及在产后促进子宫收缩，是预防和治疗产后出血的一线药物。缩宫素引产的合理应用可加快产妇产程、降低剖宫产率及围产儿死亡率；但若未严格掌握缩宫素使用的适应证和禁忌证，或缺乏严密观察，则可造成胎儿缺氧、子宫破裂、羊水栓塞等危及母婴安全的不良后果。因此，必须严格把握缩宫素引产和催产的使用常规。

### 一、目的

产前小剂量应用于引产、加速产程、缩宫素激惹试验（oxytocin challeng test，OCT）；产后大剂量应用于预防产后子宫收缩乏力、产后及流产后因宫缩乏力或缩复不良引起的子宫出血等。本节主要介绍缩宫素应用于产前小剂量静滴时的具体方法和注意事项。

### 二、用物准备

#### （一）静脉留置针输液用物

一次性使用静脉留置针 ×1、敷贴 ×1、静脉注射盘 ×1、复合碘消毒棉签 ×1、输液器 ×1、无菌盘 ×1、一次性使用无菌注射器（1 mL）×1、胶布 ×1、缩宫素专用红色标贴 ×1、静脉输液泵 ×1。

## （二）药品

缩宫素10 U×1、5%葡萄糖溶液500 mL×1（或乳酸钠林格注射液500 mL×1，或遵医嘱）。

## （三）其他

血压计×1、多普勒胎心仪（或胎心电子监护仪）×1、耦合剂×1。

# 三、操作流程

## （一）素质要求

服装、鞋帽整洁，修剪指甲，举止端庄。

## （二）评估

（1）静脉输液评估。用两种方式确认身份、合作程度、皮肤静脉情况等。

（2）产科评估。骨盆大小及形态、宫缩情况、胎心率、胎先露、胎位、胎头是否入盆、头盆是否对称、羊水量、宫颈成熟程度等。

（3）嘱产妇排空膀胱。

（4）测量血压。

## （三）操作前

1. 物品准备

（1）核对医嘱，打印注射贴，核对输液卡与医嘱：床号、姓名、住院号、药名、剂量、浓度、用法、时间、滴速、使用目的。

（2）备齐用物，放置合理。

（3）查对输液卡与药物，做到三查七对。

（4）核对与检查药液，贴注射贴，贴缩宫素专用红色标贴，开盖后常规消毒瓶盖，插输液皮条。

（5）检查缩宫素，抽取2.5 U缩宫素（或按医嘱），铺无菌盘备用。

（6）备注射盘、静脉留置针、敷贴、多普勒胎心听诊仪、静脉输液泵，携至床旁。

2．孕妇准备

（1）用两种方式核对孕妇信息并解释。

（2）协助孕妇取舒适体位。

（四）操作中

（1）滴注缩宫素前常规测胎心，量孕妇血压。

（2）一次性排尽输液器内空气，备好敷贴、胶带。

（3）接通静脉输液泵电源，将排好气的输液器置入输液泵内，并设置滴速为8滴/分钟，将输液泵置于暂停状态。

（4）选择静脉，扎止血带，皮肤消毒（消毒直径≥8 cm）；选择合适型号的留置针建立静脉通路，用无菌透明敷贴密闭固定，连接输液器和输液泵，在敷贴上注明穿刺日期，并签名。

（5）再次固定留置针，避免滑脱。

（6）消毒瓶盖，打开无菌盘，再次核对缩宫素及剂量，将缩宫素2.5 U加入5％葡萄糖溶液并摇匀，贴缩宫素专用红色标贴。

（7）再次确认所设置的滴速，启动静脉输液泵，记录开始时间。

（8）缩宫素静滴后，再次测胎心，确认胎心在正常范围。

（五）操作后

1．用物处理

（1）在产程记录单/护理记录单上详细记录缩宫素滴注情况，标明溶液种类、剂量、浓度、滴速、使用目的、开始滴注时间、胎心、血压、宫缩情况。

（2）观察过程必须由专人负责，如医师或有经验的助产士。

（3）规律宫缩后或必要时，可用胎心电子监护仪描绘胎心、观察产妇宫缩情况并做好记录。

（4）每15分钟观察记录胎心、宫缩情况，每小时测血压并记录。

（5）注意听取产妇主诉，注意观察有无宫缩过频、过强、血压升高、胎心异常、先兆子宫破裂等情况。

（6）严格按照要求增加缩宫素滴速和（或）浓度。

（7）按照三个产程要求，密切关注产程进展。

## 2. 停用缩宫素

根据以下滴注缩宫素目的和停缩宫素指征执行。

（1）引产：宫口开3 cm，停缩宫素。

（2）加速产程：根据医嘱停缩宫素，若无特殊情况可一直维持到产后。

（3）缩宫素激惹试验：待出现规律宫缩后，行OCT判断胎盘储备功能。监护结束后，视情况继续引产或停缩宫素。

（4）出现以下情况需立即停缩宫素：血压升高、胎心异常、强直性宫缩、先兆子宫破裂及其他特殊情况。

## 四、注意事项

（1）使用缩宫素加速产程前，需要确定符合以下情况：协调性宫缩乏力、胎心良好、胎位正常、头盆相称。

（2）静滴缩宫素必须使用缩宫素专用红色标贴，标贴醒目以引起重视。

（3）缩宫素滴速以每分钟8滴开始，必须使用静脉输液泵。之后可根据宫缩情况逐渐增加滴速，每15～30分钟增加缩宫素滴速4滴/分钟，最多不超过40滴/分钟。

（4）若缩宫素滴速达到40滴/分钟仍无法达到有效宫缩，可遵医嘱增加缩宫素浓度，一般每次增加1 U后滴速减半，最多可加至5 U。

（5）若缩宫素滴注过程中，产妇出现血压升高，应减慢缩宫素滴速。出现胎心率异常，应立即停用缩宫素，嘱产妇取左侧卧位，予吸氧，通知医师，积极实施宫内复苏。

（6）有效宫缩的判定标准为10分钟内出现3次宫缩，每次宫缩持续30～60秒，伴有宫颈的缩短和宫口扩张。若10分钟内宫缩≥5次、宫缩持续时间1分钟以上，应立即停用缩宫素，必要时遵医嘱使用宫缩抑制剂。

（7）在缩宫素使用过程中必须由专人负责，如医师或有经验的助产士，密切观察宫缩强度、频率、持续时间及胎心率变化情况，防止宫缩过频、过强；同时密切关注产程进展，避免急产和软产道损伤。

（8）缩宫素有抗利尿作用，水的重吸收增加，可出现少尿，应警惕水中毒的发生。

（9）缩宫素引产成功率与宫颈成熟度、孕周、胎先露高低有关。如连续使用2~3天无明显进展，改用其他引产方法。

（10）根据缩宫素滴注目的和停用指征，停用缩宫素。

①引产：宫口开3 cm，停缩宫素，予宫缩应激实验（CST），同时询问产妇是否有硬膜外镇痛需求。

②加速产程：根据医嘱停缩宫素，若无特殊情况可一直维持到产后。

③缩宫素激惹试验：待出现规律宫缩后，行OCT判断胎盘储备功能。监护结束后，视情况继续引产或停用缩宫素。

④出现以下情况应立即停用缩宫素：血压升高、胎心异常、强制性宫缩、先兆子宫破裂及其他特殊情况。

# 第二节　硫酸镁静滴术

硫酸镁是子痫治疗的一线药物，也是重度子痫前期预防子痫发作的预防用药。硫酸镁控制子痫再次发作的效果优于地西泮、苯巴比妥和冬眠合剂等镇静药物；硫酸镁还可用来保护24~32周胎儿的神经系统，以避免或减轻脑瘫。

## 一、目的

用于控制子痫抽搐及防止再抽搐，预防重度子痫前期发展为子痫，子痫前期临产前用药预防抽搐，用于早产抑制子宫收缩。

## 二、用物准备

### （一）静脉留置针输液用物

一次性使用静脉留置针×1、敷贴×1、静脉注射盘×1、输液记录单×1、一次性使用无菌注射器（50 mL）×1、止血带×1、胶带×1、输液器×1、硫酸镁专用蓝色标贴若干、静脉输液泵×1。

## （二）药品

25%硫酸镁：10 mL×2（负荷量）或10 mL×6（维持量）或遵医嘱；5%葡萄糖溶液：100 mL×1（负荷量）或500 mL×1（维持量）或遵医嘱。

## （三）解毒药品

10%葡萄糖酸钙10 mL×1、25%葡萄糖溶液20 mL×1、一次性使用无菌注射器（50 mL）×1。

## （四）其他用物

叩诊锤×1。

# 三、操作流程

## （一）素质要求

服装、鞋帽整洁，修剪指甲，举止端庄。

## （二）评估

（1）核对医嘱，了解用药目的。
（2）用两种方式核对产妇身份，解释用药目的。
（3）评估产妇病情、膝反射（阳性）、呼吸（≥16次/分钟）。
（4）合作程度、静脉情况等。
（5）协助（嘱）排尿。

## （三）操作前

1. 用物准备
（1）洗手、戴口罩。
（2）备齐用物，放置合理（同时备解毒药品）。
（3）双人查对医嘱、注射单与药物，做到三查七对。
（4）检查药液，贴注射贴，开盖后常规消毒瓶盖。
（5）按医嘱加药，贴硫酸镁专用蓝色标贴，插输液皮条备用。

（6）备注射盘、静脉留置针、敷贴、静脉输液泵，携至床旁。

2．患者准备

（1）两种方式核对患者身份，解释药物作用。

（2）协助产妇排尿，取舒适体位。

（四）操作中

（1）排尽输液器内空气（一次成功）。

（2）接通静脉输液泵电源，并将排好气的部分输液皮条置入输液泵内，根据需要设置滴速，将输液泵置于暂停状态。

（3）选择合适静脉，消毒皮肤（消毒直径3～8 cm）；松止血带，待干，备胶布。

（4）选择合适型号留置针，检查并打开留置针、敷贴的包装。

（5）再次核对、排气。

（6）建立静脉通路，穿刺方法正确；用无菌透明敷贴密闭固定，连接输液器，在敷贴上注明穿刺日期，并签名。

（7）核对孕妇信息，告知相关注意事项。

（五）操作后

1．用物处理、洗手

2．观察记录

（1）在护理记录单/产程记录单上记录：开始滴注时间、剂量、滴速、呼吸、膝反射情况。

（2）常规每小时观察一次，注意患者有无不良反应，包括视物模糊、恶心、头痛、面色潮红、嗜睡、口齿不清等。如出现上述反应则可能提示镁离子中毒。

（3）用药结束时，记录结束时间、用药期间总尿量、呼吸及膝反射情况。

## 四、注意事项

（1）硫酸镁静滴必须使用硫酸镁专用蓝色标贴，做醒目标识。

（2）血清镁离子有效治疗浓度为1.8～3.0 mmol/L，超过3.5 mmol/L即可出现中毒现象。首先，表现为膝反射减弱或消失；其次，出现全身肌张力减退、呼吸困难、复视、言语不清。严重者出现呼吸肌麻痹，甚至呼吸、心跳停止，危及生命。若出现镁离子中毒，立即停用硫酸镁，用10%葡萄糖酸钙10 mL静脉缓慢推注（5～10分钟）。

（3）使用硫酸镁必备条件：

①膝腱反射存在。

②呼吸≥16次/分钟。

③尿量≥25 mL/h或≥600 mL/24 h。

④备有解毒剂：10%葡萄糖酸钙10 mL。

（4）硫酸镁快速静滴会导致出现手臂刺痛、身体发热、大量出汗、潮红等情况，这可能与外周血管扩张和血压下降有关。如遇此情况应立即测量患者血压，并及时通知医师。

（5）心肺毒性（尤其是呼吸抑制）是应用硫酸镁最危险的不良反应，可较快达到呼吸麻痹；使用前应确定产妇呼吸频率≥16次/分钟。用药过程中，若产妇突然出现胸闷、胸痛、呼吸急促，应及时停药并通知医师。

（6）硫酸镁可能导致镇静、中枢神经系统抑制，故用药过程中，应注意产妇的意识状态。

（7）更换另一瓶硫酸镁前后应检查患者膝反射，如出现膝腱反射明显抑制，应及时停药。

# 第三节　第一产程自由体位技术

产时自由体位旨在有效促进自然分娩。在第一产程中，鼓励产妇自由选择感觉舒适的体位，采取走、站、蹲、坐、半坐、卧位等姿势，避免单一仰卧位待产分娩，可充分发挥产妇的内在因素。

## 一、目的

目的是增强子宫收缩，缩短产程，减少催产素用药、手术助产、胎儿宫内窘迫，降低剖宫产率，减少产后出血、会阴损伤，提高新生儿质量，增加产妇躯体控制感等。

## 二、适应证

单胎头位、骨盆产道无异常，产妇无严重内、外科疾病及产科合并症和并发症；胎头位置异常，枕横位或者枕后位、胎膜未破或者胎膜已破但确认胎头已入盆且胎头紧贴宫颈，无阴道分娩禁忌证。

## 三、自由体位原理

（1）第一产程中采取自由体位中的站立位、坐位可促进胎先露下降，使子宫离开脊柱趋向腹壁，有助于胎儿纵轴与产轴相一致，借助胎儿重力、地心引力和子宫收缩力的合力作用，有利于胎头在骨盆内顺产轴下降，使胎头对宫颈的压力增加，反射地引起有效宫缩，使宫颈口扩张，加快产程。

（2）下蹲位、跪位、上身前倾屈位等姿势可以扩大宫颈口的张开度，增大骨盆各个径线，有利于胎头的内旋转。

（3）自由体位可满足孕产妇心理需求，消除紧张情绪，降低对疼痛的敏感度，加速产程；减少产妇长期卧床导致疲倦，引起的宫缩乏力而致产后出血的发生。

（4）自由体位可以使长期卧床产妇自由变换体位，增加产妇舒适度和分娩控制感。

## 四、自由体位实施方法和作用

产程中体位主要分为卧位、垂直体位、前倾体位。其中，卧位分为仰卧位、半卧位、屈腿半卧位、侧卧位、侧俯卧位；垂直体位分为立位、蹲位、坐位、不对称直立位；前倾体位可分为前倾站位、坐位、跪位、手膝位、开放式膝胸卧位。

### （一）胎膜未破者，胎先露未入盆或半入盆者

1. 方法

（1）指导产妇用手向上托起腹部行走，由产妇家属陪伴上、下楼梯。

（2）取垂直坐位，两腿分开，垂直坐在床上、椅子上或坐在分娩球上，上下左右晃动，必要时助产士在其背部提供支撑。

2. 作用

作用是可帮助胎儿较好衔接，加速胎头入盆。

## （二）已临产或已入盆者

1. 仰卧位

（1）方法：产妇最容易采用的体位。

（2）适用范围：胎心无异常者。

（3）作用：

①便于医护人员观察产程，胎心监测和阴道助产。

②对有急产倾向、子宫收缩较强及胎儿较小的产妇，避免产程进展过快导致产道损伤。但长期仰卧位时，子宫压迫下腔静脉，使回心血量减少，心排血量相对减少，易致仰卧位低血压综合征；妊娠子宫压迫腹主动脉，循环血量减少，子宫供血减少，可引起胎盘循环障碍、胎儿宫内缺氧。

2. 半卧位、屈腿半卧位

（1）方法：产妇取膀胱截石位，床头抬高30°~45°，双下肢屈曲，双足蹬于两侧床架，两腿外展。

（2）适用范围：宫口开全者，胎头偏高者。

（3）作用：

①利用重力，促使胎儿下降。

②增大骨盆入口。

③伴有胎窘、低血压、枕后位者避免使用。

3. 侧卧位、侧俯卧位

（1）方法：采取侧卧位时，可以在产妇两腿之间放置软枕，或将上面的腿放置在床架上。产妇面向胎背和胎枕侧躺，下面的腿尽可能伸直，上腿弯曲成90°；尽量往腹部靠，两腿之间夹一垫枕使身体不完全地转向前方。

（2）适用范围：枕横位或者枕后位，胎心异常者，急产产妇。

（3）作用：

①采取侧卧位或侧俯卧位时，胎儿重力方向与产道平面垂直，减轻胎头对宫

颈和尾骶骨的压迫，降低进展过快的分娩速度。

②减少子宫对下腔静脉的压迫，增加回心血量，保证子宫胎盘供血。

③临产过程中，指导胎儿为枕横位或枕后位的产妇取这两种体位，能够利用胎儿自身重力调整胎方位。

④侧卧位避免对骶骨产生压力，在第二产程胎儿下降时，有利于骶骨向骨盆后方移位。

4．立位

（1）方法：产妇在严密监护下站立或以床尾栏杆作为支撑扶手站立于床尾，宫缩间歇时双脚分开，双臂环抱陪护者或双手扶床尾、扶墙站立，宫缩时臀部可左右摇摆。

（2）适用范围：产程进展缓慢者，腰酸腰疼者。

（3）作用：

①减轻尾骶部压迫。

②骨盆可塑性不受抑制。

③增加骨盆出口径线。

④为胎头旋转增加空间。

⑤减轻腹主动脉压迫。

5．蹲位

（1）方法

①助产士或产妇家属坐在椅子上，产妇下蹲、后倾，整个背部靠在其家属双腿之间。

②产妇双手握住床栏，缓慢下蹲，注意使用此体位时，需要有人陪伴，以防跌倒。

（2）适用范围：第二产程进展缓慢者。

（3）作用：

①蹲位可以增加坐骨结节间径，符合产道的生理结构，产道曲线与胎儿轴及地心引力一致，增加了胎儿向下、向外的重力，有利于枕前位胎儿的娩出。

②蹲位与排便体位一致，产妇在分娩时更容易掌握用力技巧。但蹲位分娩时，产妇会阴损伤较为严重，尤其是初产妇。此外，若胎头位置较高、头盆倾势不均，蹲位可能会妨碍胎头的自然矫正。在胎头未达到坐骨棘水平时，应避免

蹲位。

6．坐位

（1）方法：产妇放松地坐在椅子上，可在背部垫靠垫，让产妇背部放松并挺直或坐在分娩球上，可左右上下晃动。

（2）适用范围：活跃期进展缓慢者。

（3）作用：

①借助重力优势促使胎头下降，促进舒适感。

②产妇减轻骶部疼痛，易于进行骶部按摩。

③X线检查表明，由仰卧位改坐位时，可使坐骨棘间距平均增加0.76 cm，骨盆出口前后径增加1～2 cm，骨盆出口面积平均增加28%。

④借助了重力作用，因此对活跃期产程进展缓慢特别有利。

7．不对称式直立位

（1）方法：产妇坐、站或跪时，一只脚抬高，同侧膝盖和臀部放松，两只脚不在同一水平面上，产妇上半身保持直立位。

（2）适用范围：枕后位者，腰酸腰疼者。

（3）作用：

①当产妇一侧大腿抬高时，其内收肌群收缩可以使坐骨产生横向运动，从而增加骨盆的出口径线，有助于枕后位的胎儿旋转。

②产妇上半身处于直立位，可有效地利用重力，促进产程进展，并缓解尾骶部疼痛。

③如果产妇感到疲劳，需要休息，可指导产妇上半身垂直坐于床上、椅子上或分娩球上。该体位可借助重力优势促使胎头下降，使产妇得到充分休息，促进舒适感。

8．前倾站位、坐位、跪位

（1）方法：产妇站立、坐位或双膝跪在床上，前倾趴在台面、横栏、椅背、分娩球上。

（2）适用范围：枕后位者，腰酸腰疼者。

（3）作用：

①缓解背痛，是背部按摩的最佳体位。

②借助重力优势，增大骨盆入口，促使胎头屈曲，引发强烈的宫缩。

③促使枕后位胎儿旋转。

9．手膝位

（1）方法：产妇在床上或地板上双膝双手着地，身体前倾，用薄垫枕垫在膝下或铺瑜伽垫在地上。

（2）适用范围：枕横位者，枕后位者，腰酸腰疼者，宫颈水肿者。

（3）作用：

①有助于减轻尾骶部疼痛，缓解宫颈水肿，帮助宫颈前唇消失。

②缓解产妇的痔疮问题。

③帮助枕后位胎儿旋转。

④减缓过快的第二产程，减轻过早的屏气用力冲动。

10．开放式膝胸卧位

（1）方法：双膝和前臂着地，胸部紧贴床面或地板，双臀高于胸部，大腿与躯干成90°以上夹角。

（2）适用范围：枕横位者，枕后位者，宫颈水肿者。

（3）作用：

①该体位可以避免脐带脱垂，也可使骨盆产生一定的倾斜角度。

②潜伏期或胎头未固定时，保持该体位30～45分钟，有助于胎头退出骨盆，重新以合适的位置入盆。

③减少子宫对尾骶部的压迫，缓解宫颈水肿或宫颈前垂。该体位需要在医护人员或产妇家属陪伴下进行，避免产妇过于疲劳。

11．分娩球与自由体位

（1）方法：利用分娩球可完成多种体位。

①如坐位、前倾体位时，可以借助分娩球向前、向后或做划圆运动，臀部左右摆动，上下弹坐。

②如直立位时，将分娩球放在床上，产妇立于床旁，双手抱住分娩球，身体前倾，将头靠在球上。

③如跪姿时，将垫子置于地上，产妇跪在垫子上，姿势同直立位。

④如蹲位的产妇让其蹲在墙边，将分娩球贴住墙壁，顶端置于产妇肩胛骨水平。

（2）姿势：

①坐姿：让产妇宫缩间歇期骑坐在分娩球上，指导其两腿分开与肩同宽，保持脊柱直立，两手臂放松，自然放在身体两侧，告知产妇利用腰肌前后、左右摇摆胯部。可以将球固定在有扶手的椅子上，产妇感觉疲惫休息时，可以扶住把手，同时确保安全，如果不固定分娩球，则需要产妇家属或助产士在一旁协助和看护，防止产妇跌倒。

②跪姿：地上放一块瑜伽垫，产妇跪于垫上，将球放在胸前，双臂环绕抱住球，保持身体前倾状态，同时将头放在球上。

③站姿：将球放在产床上，产妇站在床旁，将球放在胸前，双臂环绕抱住球，保持身体前倾状态，同时将头放在球上。在孕晚期，由于增大的子宫，孕妇往往形成脊柱前弯。身体前倾的姿势就使脊柱呈C形，可促进胎先露衔接、内旋转和下降。

（3）作用：

①分娩球柔软的表面可对会阴体及腰部起到支撑和按摩作用，缓解部分压力。

②产妇坐在分娩球上时，其躯体感觉反射到神经元投射区，转移了产妇注意力，实现了精神上的无痛分娩。

③分娩球可增加孕妇的分娩自控感，缓解分娩疼痛和焦虑紧张情绪，促进产程进展，增加顺产率。

## 五、注意事项

（1）产程中自由体位仅限于正常的孕产妇，实施前要先评估产妇生命体征及胎儿发育生长情况，监测胎心音、胎膜是否完整等。胎膜已破者，确认胎头是否已入盆，并检查胎头是否紧贴宫颈。

（2）应确保知情同意，助产士告知产妇在产程中可以实行自由体位，即卧、走、立、跪、趴、蹲等方式，由孕妇选择自己认为最舒适的体位，并可适时更换体位，以适应产程进展。

（3）严密观察产妇全身情况，注意产妇舒适度及产程进展。如需要纠正胎方位，告知其采取正确的体位，并及时将所采取的体位和产程进展情况记录于病史。

（4）做好产妇心理护理，告知其经阴道分娩的好处，讲解分娩的过程，帮助产妇了解不同体位矫正胎方位的原理，随时告诉产妇产程的进展情况，减轻恐惧心理，取得配合。

（5）鼓励产妇进食、进水，补充能量，增强产妇对经阴道分娩的信心和勇气。

（6）产妇产程进入活跃期后，必须有助产士全程陪伴，密切观察产程的进展，采取相应安全防范措施。

（7）产妇自由体位的时间可根据胎儿大小、胎先露的高低、宫缩情况决定，助产士要注意观察产妇肛门松弛程度，询问产妇的感受（胎头拨露、着冠产妇有感觉）。

（8）有急产倾向、产程进展较快的产妇不推荐采取自由体位。


# 第四节　拉玛泽呼吸法指导技术


拉玛泽（Lamaze）呼吸法又称精神无痛分娩法，是法国产科医师拉玛泽研究发明的一种非药物镇痛法，它以心理预防为依据，在孕期的整个过程中通过有效的呼吸和放松训练掌握待产和分娩的规律和力学知识，并运用到产程各阶段不同程度的疼痛中去。从怀孕7个月开始一直到分娩，通过神经肌肉控制、产前呼吸技巧训练的学习过程，能在分娩时利用放松肌肉及呼吸技巧，主动控制宫缩引起的疼痛及其他不适。该方法将产妇注意力集中于控制自己的呼吸，适度放松肌肉，可达到转移疼痛的目的。

## 一、目的

调整呼吸，适度放松肌肉，以转移分娩宫缩疼痛。

## 二、注意事项

（1）选择在铺有软垫的地板上练习。

（2）练习之前先解小便，并换上宽松的衣服。

（3）练习时间最好选在晚餐后2小时或沐浴后，此时身心较为放松，效果佳。

（4）练习次数由少逐渐增加。

（5）练习时应集中全力，陪护者应定时检查孕妇的动作是否正确。

（6）陪护者与孕妇应相互配合，培养彼此之间的默契。

（7）每天至少练习一次，时间15～20分钟。

## 三、操作流程

### （一）素质准备

服装、鞋帽整洁，修剪指甲，举止端庄。

### （二）评估

产妇意识状态、配合程度、学习能力。

### （三）操作中

1. 廓清式呼吸（深呼吸）

孕妇平躺在垫子上，头下、膝下各垫一个枕头，然后深深地由鼻子吸气，再用嘴深深地呼气，就像在吹冷一匙热汤，随之全身放松。

2. 潜伏期呼吸运动

（1）时间：此阶段为子宫收缩初期，收缩程度较轻，宫缩间隔5～6分钟，宫口约开4 cm。

（2）方法：孕妇身体完全放松，眼睛注视一个定点，随着收缩波开始，由鼻吸气、嘴呼气，6～9次/分钟。

（3）口令：宫缩开始→廓清式呼吸→吸、二、三、四→呼、二、三、四→（重复6～9次）→廓清式呼吸→收缩结束。

3. 活跃期呼吸运动

（1）时间：此阶段子宫每2～4分钟收缩一次，每次45～60秒，宫口开4～8 cm（活跃期前后）。

（2）方法：随子宫收缩增强而加速呼吸，随子宫收缩减弱而减慢呼吸。

（3）口令

①收缩开始。

②廓清式呼吸。

③吸、二、三、四，呼、二、三、四；吸、二、三，呼、二、三；吸、二，呼、二；吸、呼，吸、呼，吸、呼；……吸、二，呼、二；吸、二、三，呼、二、三；吸、二、三、四，呼、二、三、四。

④廓清式呼吸。

⑤收缩结束。

4．宫口近开全期呼吸运动

（1）时间：此阶段是第一产程中收缩最强烈、频率最高，但为期最短的阶段，宫缩间隔30~60秒，每次持续60~90秒，宫口开8~10 cm。

（2）方法：做完廓清式呼吸后连续4~6次快速呼吸再大力呼气，重复至宫缩结束。

5．闭气运动

（1）时间：宫口开全（10 cm），此时胎儿随时会娩出，所需时间的长短取决于产妇用力是否有效，因此要把握在宫缩时用力，宫缩结束时休息并完全放松，准备下一次用力，宫缩间隔持续约1分钟。

（2）方法：用于第二产程，大口吸气后憋气，20~30秒，换气后马上再憋气直至宫缩结束（练习时仅模拟，不可向下用力）。

（3）哈气运动：适用于宫颈口未完全扩张而有强烈的便意感，或第二产程胎头娩出时。全身放松，嘴巴张开，像喘息式急促呼吸。

# 参考文献

[1] 李红. 妇产科诊疗思维与实践[M]. 上海：同济大学出版社，2020.

[2] 徐光霞，秦山红，赵群. 临床妇产科诊疗技术[M]. 广州：世界图书出版广东有限公司，2019.

[3] 孙会玲. 妇产科诊疗技术研究[M]. 汕头：汕头大学出版社，2019.

[4] 王玉梅. 临床妇产科诊疗技术[M]. 天津：天津科学技术出版社，2018.

[5] 于彬，邵明霞，李玉秀，等. 妇产科诊疗基础与临床实践[M]. 北京：科学技术文献出版社，2019.

[6] 赵卫华，张兰，王骧，等. 妇产科诊疗常规与手术要点[M]. 长春：吉林科学技术出版社，2019.

[7] 周齐，闫亚男. 妇产科诊疗技术与临床实践[M]. 武汉：湖北科学技术出版社，2018.

[8] 张正娥，张崇媛. 妇产科诊疗常规与手术要点[M]. 长春：吉林科学技术出版社，2016.

[9] 胡炳蕾. 实用临床妇产科诊疗学[M]. 2版. 长春：吉林科学技术出版社，2019.

[10] 张海亮. 妇产科常见病诊疗[M]. 长春：吉林科学技术出版社，2019.

[11] 赵骏达，李晓兰. 新编妇产科疾病诊疗思维与实践[M]. 汕头：汕头大学出版社，2019.

[12] 陈艳. 临床实用妇产科疾病诊疗学[M]. 长春：吉林科学技术出版社，2019.

[13] 葛茂华，刘艳华，付迎霞，等. 妇产科诊疗难点与对策[M]. 北京：科学技术文献出版社，2019.

[14] 齐卫红. 妇产科诊疗精要及微创治疗技术[M]. 北京：科学技术文献出版社，2019.

[15] 姜凌. 妇产科诊疗技术临床实践[M]. 天津：天津科学技术出版社，2018.

[16] 孙琳，苗静，田绘玲，等. 妇产科疾病诊疗难点与对策[M]. 北京：科学技术文献出版社，2018.